Rajeev Ranjan
Md. Jalaluddin

Splint periodontal: O conceito atual

Rajeev Ranjan
Md. Jalaluddin

Splint periodontal: O conceito atual

ScienciaScripts

Imprint

Any brand names and product names mentioned in this book are subject to trademark, brand or patent protection and are trademarks or registered trademarks of their respective holders. The use of brand names, product names, common names, trade names, product descriptions etc. even without a particular marking in this work is in no way to be construed to mean that such names may be regarded as unrestricted in respect of trademark and brand protection legislation and could thus be used by anyone.

Cover image: www.ingimage.com

This book is a translation from the original published under ISBN 978-620-2-01316-1.

Publisher:
Sciencia Scripts
is a trademark of
Dodo Books Indian Ocean Ltd. and OmniScriptum S.R.L publishing group

120 High Road, East Finchley, London, N2 9ED, United Kingdom
Str. Armeneasca 28/1, office 1, Chisinau MD-2012, Republic of Moldova, Europe
Printed at: see last page
ISBN: 978-620-7-61501-8

ÍNDICE

INTRODUÇÃO:

Uma tala é um aparelho rígido ou flexível para fixação de partes deslocadas ou móveis.[1] Em Medicina Dentária, a estabilização ou tala refere-se normalmente à união de dentes, unilateral ou bilateralmente, para conferir maior estabilidade a toda a unidade. Quando os dentes estão seriamente soltos por trauma agudo ou distúrbios periodontais, a estabilização por talas pode tornar-se um complemento valioso antes, durante e depois da terapia correctiva. Ao redistribuir as forças sobre os dentes afectados, a tala minimiza os efeitos causados pela perda de suporte. A tala estabiliza os dentes como uma unidade, incluindo dentes saudáveis, e redirecciona as forças dos dentes individuais para a nova unidade como um todo. A inclusão de dentes saudáveis na unidade de esplintagem resulta num novo aumento da relação coroa/raiz e numa diminuição líquida da força exercida sobre o dente individual, especialmente na direção horizontal. Na literatura científica primitiva, a esplintagem fazia parte da terapia para a "piorreia".[2] Frequentemente, aborda os objectivos terapêuticos do tratamento, incluindo o conforto do paciente na mastigação e a retenção dos dentes após a intervenção ortodôntica.[3]

As vantagens frequentemente enumeradas da tala incluem a facilitação do adjunto oclusal, a prevenção da impactação de alimentos através da estabilização dos contactos proximais. Também ajuda na prevenção da inclinação, migração ou supra-erupção e na facilitação da cicatrização do tecido de suporte doente. Melhora a cicatrização pós-cirúrgica e melhora a moral psicológica do doente. Existem poucos estudos que indiquem quando é que uma tala deve ser utilizada ou se tem algum valor. No entanto, a maioria dos autores atesta os benefícios teóricos e práticos da tala, de uma forma ou de outra.[4]

Amsterdam e Fox referem-se à restauração provisória com splint em próteses periodontais como a parte da terapia que utiliza uma combinação biomecânica de cobertura do penso dentário e estabilização dos dentes numa base temporária imediata.[5] O aspeto mais importante do desenho da tala é a fixação dos dentes em todos os planos. Muitas vezes, este princípio requer a estabilização da arcada cruzada. Isto assegura a estabilidade dos dentes sem aumentar a mobilidade e permite que o ligamento periodontal de cada dente aumente a sua área de superfície, proporcionando assim uma retenção a longo prazo.[6] A seleção da forma de esplintagem será afetada pelo problema em questão. Foi sugerido que as talas fossem categorizadas pelo tempo de utilização. [7]

O "The Glossary of Prosthodontic Terms" define a tala como "a união de 2 ou mais dentes numa unidade rígida por meio de restaurações ou dispositivos fixos ou amovíveis.[8] Hallmon W.W et al[9] em 1999 definiu a tala como qualquer aparelho, dispositivo ou aparelho utilizado para impedir o movimento ou a deslocação de partes fracturadas ou móveis.

A esplintagem continua a ser uma das áreas mais mal compreendidas e controversas da terapia dentária. Qualquer tentativa de realizar técnicas de esplintagem sem técnicas de diagnóstico adequadas em diagnóstico oral, análise periodontal, análise oclusal ou técnicas básicas de dentisteria restauradora pode resultar, e muitas vezes resulta, na aplicação incorrecta destes procedimentos.

HISTÓRIA INICIAL DAS TALAS:

As doenças gengivais e periodontais, nas suas várias formas, têm afetado os seres humanos desde o início da história. Estudos em Paleopatologia indicaram que a doença periodontal destrutiva, evidenciada pela perda óssea e pela mobilidade dos dentes, afectou os primeiros seres humanos em culturas tão diversas como o antigo Egipto e a América pré-colombiana.[10]

Fenícios e etruscos das civilizações do Médio Oriente tardio e do Mediterrâneo

datados do século 5th a.C. foram os primeiros a utilizar ligaduras de fio de ouro para imobilizar dentes soltos devido à perda óssea periodontal. Este facto foi apoiado por um espécime encontrado por

Charles C. Torrey em 1901, num local de escavação na cidade de Sidon, no sul do Líbano.[11]

Os fenícios eram um povo semita que estabeleceu uma série de portos marítimos ao longo da costa asiática da Síria paleocristã.[10] Os artefactos fenícios indicam que se destacavam no trabalho com ouro, e os dentes unidos por fios de ouro para suportar dentes soltos e com problemas periodontais

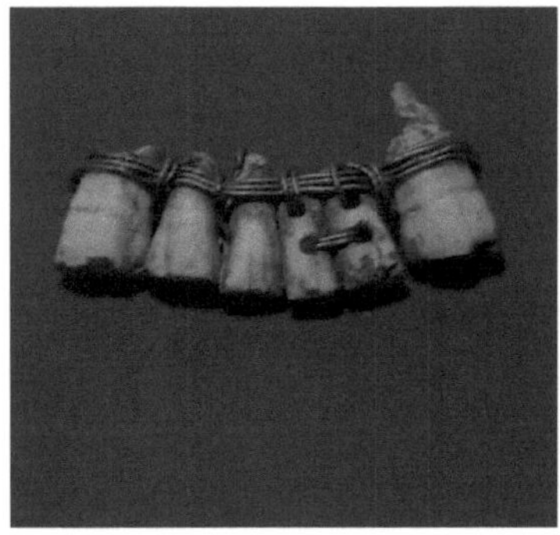

Fig.1, tala fenícia[11] dentes. (Fig.-1)[11]

Foram encontrados aparelhos dentários em túmulos etruscos. Os aparelhos, descobertos em túmulos em Orvieto e Cerveteria, são faixas de ouro que parecem ter sido fixadas a dentes naturais para suportar substituições de dentes. Estas armações de ouro foram construídas para segurar dentes soltos e para fixar outros.[12]

Desde a Idade Clássica e Medieval, na Medicina Árabe, **Abulcasis ou Albucasis (Fig.-2)** descreveu o uso de fios de Ouro ou Prata para imobilizar dentes anteriores soltos que tinham sido feridos por um golpe ou uma queda. Na sua famosa enciclopédia de trinta secções intitulada *Al Tasrif,* ou *O Método, ele* defendeu o uso de fios de ouro ou prata para a consolidação de dentes soltos (Capítulo XXXIII), preferindo o uso de ouro em vez de prata devido à descoloração da prata para verde em poucos dias.

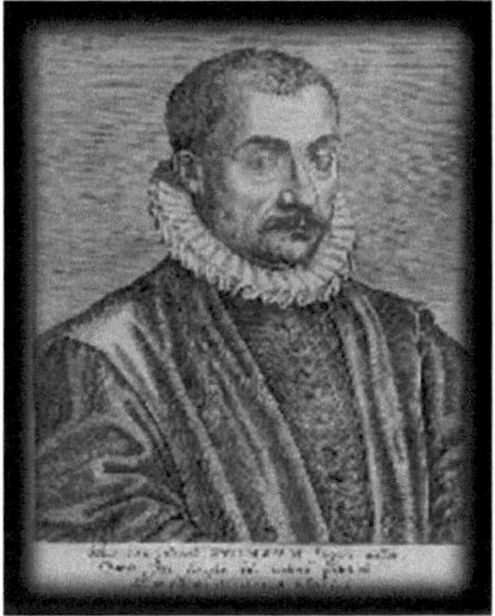

Fig.2, Abulcasis

Segundo ele, o fio deve ser de um calibre médio e deve ser proporcional ao espaço interdentário disponível. Ele descreveu o método de ferulização da seguinte forma: *"Introduzir o fio dobrado entre dois dentes saudáveis. Com as extremidades livres prenda os dentes soltos, um ou vários, e estenda esta rede para além dos dentes soltos até chegar aos dentes saudáveis. A partir dai, continue o entrelaçamento de volta ao ponto de partida. Aperte com cuidado e habilidade para que não fiquem deslocados. Corte os fios extra com um alicate. Torça as pontas livres e enfie-as entre os dentes saudáveis, de forma a não ferir a língua. Deixar os dentes assim presos enquanto se mantiverem no sítio. Se um fio se soltar ou partir, deve ser substituído por um novo, que deve ser mantido constantemente."* [13]

Durante a Era Moderna, **Jacques Guillemea (Fig.-3),** um grande cirurgião francês do final da Renascença, fez a descrição da ligadura de dentes periodontais soltos.[14] Ele defendeu o uso de fio de ouro fino, de ouro continental fino, que pode facilmente dobrar e curvar-se entre os dentes acima mencionados sem qualquer violência para a Splinting. Descreveu a técnica de esplintagem dizendo: *"Primeiro, dobre o fio, colocando-o com a duplicação entre os dentes anteriores e, em seguida, traga ambas as extremidades para o dente que está solto, seja um ou mais, até ao momento em que tivermos puxado para o dente sadio do qual tirámos o nosso original, aproximando suavemente o fio das raízes dos dentes, particularmente do solto. Feito isso, cortamos as duas pontas do arame que estão juntas com uma tesoura e enrolamos o restante em volta do dente preso, o mais próximo possível da raiz, para que não perturbe ou atrapalhe a língua. Se os dentes não só estiverem soltos, mas também caídos, podemos colocá-los no seu lugar e amarrá-los com um fio de ouro, como descrito anteriormente".*[13]

O primeiro "Cirurgião-dentista" conhecido, **Pierre Fauchard (Fig.-4)**, no início de 1700, praticava a ligação de imitações desajeitadas de dentes humanos, feitas de osso ou marfim, aos dentes remanescentes, bem como a obturação de dentes cariados e a remoção de cálculos e

15 tumores orais benignos.

Thomas Berdmore (1740-1785), um dentista britânico, defendeu a imobilização de dentes soltos "por meio de fio de ouro ou ligadura de seda" no seu livro *"A Treatise on the disorders and Deformities of the teeth and Gums"* .[13]

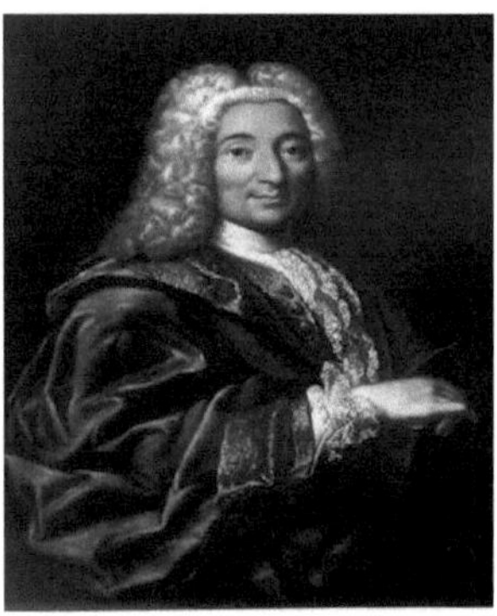

Fig. 4, Pierre Fauchard

Hirschfeld (1950) foi um dos primeiros autores periodontais modernos a defender a ligadura de dentes periodontalmente doentes usando fio de aço inoxidável ou seda. A sua técnica era extracoronal e envolvia apenas os dentes anteriores. Nos últimos 50 anos, os princípios científicos evoluíram para tratar pacientes com dentições comprometidas

ASPECTOS BÁSICOS:

1)   CLASSIFICAÇÃO DAS TALAS:

As talas podem ser classificadas como temporárias, provisórias ou permanentes e podem ser fixas ou amovíveis. [16] O tipo de tala depende do objetivo da terapia. As talas temporárias podem ser usadas durante menos de 6 meses e não podem ser seguidas de terapia adicional com talas. As talas provisórias podem ser usadas durante meses ou até vários anos, com o fim definitivo da terapia com talas. As talas provisórias permitem ao médico observar a resposta da cicatrização ao tratamento e efetuar alterações com base na resposta do doente; isto permite ao médico conceber adequadamente uma forma de estabilização mais permanente e histologicamente aceitável. **As talas** permanentes são normalmente utilizadas num periodonto mais reduzido e a tala permanente de dentes que foram tratados periodontalmente é também referida como **prótese periodontal**. Os splints são classificados nos seguintes tipos básicos:

A) De acordo com o período de estabilização:

a) Estabilização temporária: usada durante menos de 6 meses.

Removível

- *Splint oclusal com arame*

- *Aparelho Hawley S com fio de arco*

- **Fixo**

- ***Intracoronal***

- *Amálgama*

- *Amálgama e fio*

- *Amálgama, fio e resina*

- *Resina composta e fio*

Extracoronal

- *Fio de aço inoxidável com resinas*

- *Arame e resina com gravação a ácido*

- *Condicionamento do esmalte e resina composta*

- *Ligaduras ortodônticas soldadas, brackets e fios*

b) **Férulas provisórias:** *para serem utilizadas durante meses ou até vários anos.*

Por exemplo, talas de acrílico, banda metálica, etc.

c) **Talas permanentes:** *utilizadas por tempo indeterminado*

- *Amovível/Fixo*

- *Extra/Intracoronal*

- *Coroas de facetas completas/parciais soldadas entre si.*

- *Embutido/embutido soldado*

B) **De acordo com o tipo de material:**

- *Tala de resina composta colada*

- *Tala de arame entrançado*

- *A - Talas.*

C) **De acordo com a localização no dente:**

Intracoronal

- *Resina composta com fio*

- *Inlays*

- *Onlays*

Extracoronal

- *Guarda Noturno*

2) TALAS TRADICIONAIS

- TALAS EXTRA CORONAIS AMOVÍVEIS

Por vezes, a estabilização é necessária durante um período de tempo e, no entanto, o aparelho tem de ser removido pelo doente ou pelo dentista de forma cómoda e fácil durante vários períodos de tempo. As talas oclusais mais utilizadas nesta categoria são as talas oclusais em acrílico, as placas de mordida e os aparelhos de fecho contínuo. Estes aparelhos são relativamente económicos, mas têm limitações na sua utilização.

a) Talas oclusais: (Fig.5)

Os protectores de mordida em acrílico são utilizados não só para estabilizar os dentes móveis, mas também, e provavelmente ainda mais frequentemente, para proteger a dentição, os músculos e a articulação temporomandibular dos efeitos prejudiciais da atividade parafuncional, como o bruxismo. Outras utilizações adjuvantes das talas oclusais são: relaxar os músculos do maxilar para ajudar a localizar com precisão o eixo da dobradiça para registar a relação cêntrica e para testar, antes de realizar restaurações dentárias complexas, a tolerância do doente a uma dimensão vertical aumentada. Além disso, os splints podem ajudar a proteger os dentes restaurados

bocas dos efeitos nocivos do bruxismo, que normalmente resulta em fracturas de restaurações e pontos de soldadura. [17]

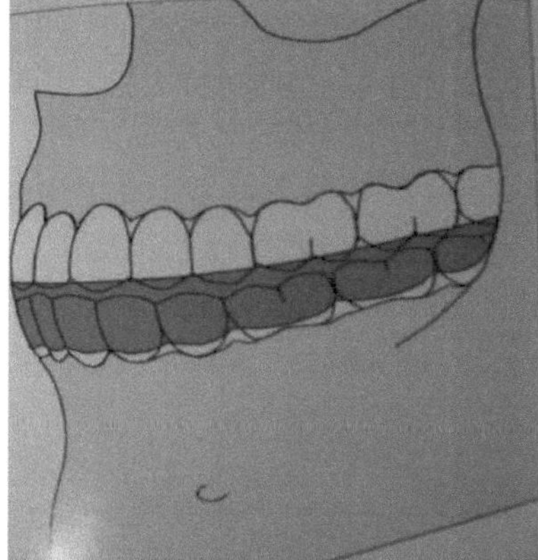

Fig. 5, Tala oclusal [17]

As talas oclusais são utilizadas habitualmente durante o tratamento de problemas relacionados com a articulação temporomandibular. Estes aparelhos podem proporcionar meios reversíveis de repouso para os dentes e os músculos das muitas variedades de talas, as mais utilizadas são

- Protetor de mordida maxilar e mandibular.

- Tala oclusal maxilar.

- Tala oclusal mandibular.

- Tala oclusal macia.

- **Protetor de mordida maxilar e mandibular:**

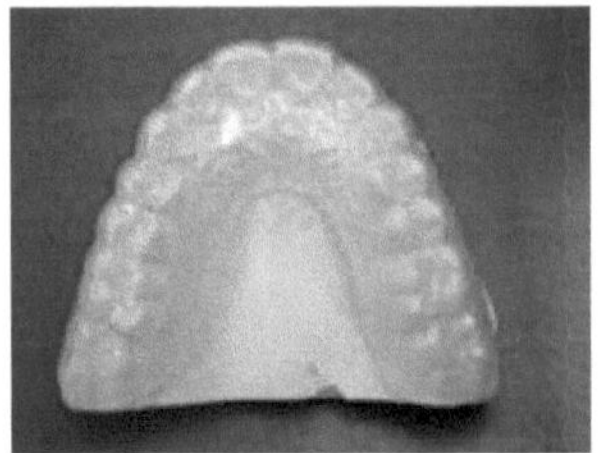

Os protectores de mordida duplos são preferíveis à tala oclusal simples maxilar ou mandibular para doentes com atividade parafuncional grave que tenha resultado em atrito oclusal grave ou para doentes com hipermobilidade generalizada que também envolva os dentes anteriores mandibulares.

Uma desvantagem desta forma de estabilização é o facto de os protectores de mordida serem usados basicamente apenas à noite, porque impedem a função normal e são inestéticos. A construção do protetor de mordida pode ser realizada pelo dentista com a ajuda de um técnico treinado.

- **Talas oclusais maxilares: (Fig.6)**

As talas maxilares unitárias são utilizadas com mais frequência do que qualquer outra tala oclusal. São mais fáceis de construir e são menos dispendiosas. As talas oclusais maxilares são mais frequentemente utilizadas para estabilização quando os dentes anteriores mandibulares são relativamente sólidos ou protegem uma dentição extensivamente restaurada, ou são utilizadas como tala de diagnóstico durante a terapia da articulação temporamandibular. Também são utilizados de forma modificada como dispositivo ou para alterar a relação vertical ou horizontal da mandíbula com a maxila durante o tratamento de problemas de desarranjos do menisco.

Basicamente, existem duas variações, dependendo se todos os dentes mandibulares ou apenas os anteriores contactam com a tala em relação cêntrica. Ambas as variações da tala podem ser feitas montando ambos os moldes maxilar e mandibular numa articular semi-ajustável ou comFig.6, **tala oclusal maxilar**[17] moldes maxilares não montados. Podem ser feitas de resina acrílica de polimerização automática ou processadora de calor, ou podem ser formadas a vácuo.

- **Talas oclusais mandibulares:**

Uma variação interessante das talas oclusais é a tala mandibular única, referida por Shore como aparelho de auto-reposicionamento. Ele questiona o valor da tala oclusal maxilar comumente usada, dizendo que novos problemas oclusais podem ser criados pela suavidade da superfície oclusal criada pelo dentista. O aparelho único mandibular ocasionalmente interfere na posição dos lábios e, se o bruxismo for um hábito arraigado, tende a aumentar a mobilidade dos dentes anteriores superiores.[17]

- **Talas oclusais macias:**

As talas oclusais podem ser feitas de resina acrílica macia, borracha de látex ou material de vinil. Alguns dentistas acreditam que este material actua como um amortecedor de choques durante o bruxismo. Muitos profissionais acreditam que estes aparelhos estimulam efetivamente a parafunção. Exceto quando utilizados como protectores bucais durante actividades desportivas, a sua utilidade é limitada.

a) Biteplates e suas variações:

As placas de mordida, por vezes confusamente referidas como "planos de mordida", são todas variações do retentor Howley.

Na sua forma mais simples, as placas de mordida são placas de resina acrílica que cobrem a maior parte do palato duro e são fixadas por grampos e arame labial ou apenas por grampos. Um plano plano ou inclinado de acrílico é construído lingualmente para alcançar os bordos incisais e articula-se uniformemente com os incisivos e caninos mandibulares. O contacto deve ser perpendicular ao longo eixo dos dentes mandibulares. A placa deve abrir a mordida o suficiente para desarticular os dentes posteriores em oclusão de relação cêntrica.

As placas de mordida polivalentes são mais versáteis do que as talas oclusais. Podem ser utilizadas para facilitar o movimento dentário e podem proporcionar descanso oclusal a qualquer dente gravemente enfraquecido, desarticulando-o.

- **Placa de mordida Hawley:** Amsterdam considera que a versão modificada deste aparelho é um dos aparelhos mais úteis para conseguir uma oclusão terapêutica. Ele cita o

[17]

Os principais objectivos das placas de mordida Hawley são os seguintes [17]

1. Redireccionamento mais vertical das forças sobre os dentes anteriores maxilares e estabilização dos dentes posteriores maxilares.

2. Desarticulação dos dentes posteriores, proporcionando assim um repouso oclusal e eliminando os contactos dentários posteriores de natureza defeituosa e permitindo o repouso muscular e o alívio dos traumatismos. A desarticulação também permite que a mandíbula funcione livremente sem interferências dentárias.

3. O realinhamento do dente pode ser necessário para modificar a arquitetura dos defeitos ósseos. As erupções contínuas criam uma relação coroa/raiz mais favorável.

4. O estabelecimento da nova posição do dente é conseguido em conjunto com o ajustamento oclusal através de um desgaste seletivo. Como acontece com qualquer aparelho que desarticula

segmentos de dentes, a erupção e/ou intrusão dos dentes em contacto com a placa de mordida Hawley resulta do seu uso prolongado. Esta erupção pode ser evitada simplesmente utilizando resina acrílica para converter a placa de mordida Hawley numa tala oclusal que cubra os dentes maxilares

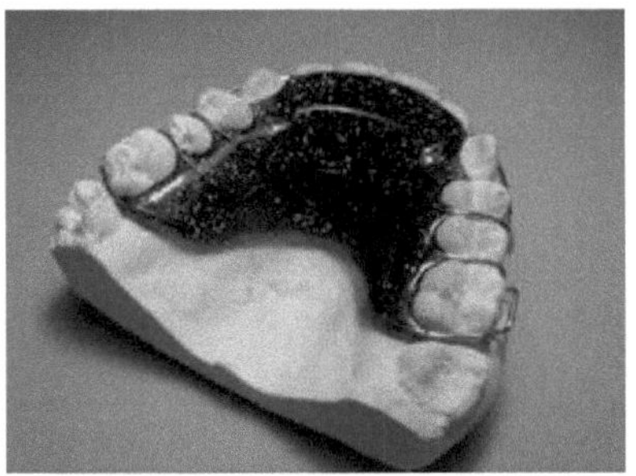

Fig. 7, Aparelhos Hawley com placa de mordida

5.　　A placa de mordida fornece então contacto para todos ou qualquer um dos dentes mandibulares quando a erupção não é desejada.

Outra complicação com o uso prolongado da placa de mordida de Hawley é a alteração da relação maxilomandibular causada por uma mudança na posição do côndilo em relação à fossa. Este fenómeno não é claramente compreendido nem previsível e pode afetar seriamente os esquemas oclusais pré-concebidos.

-　　**Placa de mordedura esvaziada:**

A placa de mordida Sved, também uma variação do aparelho Hawley, foi concebida para excluir o arco labial ou o fio do arco. O acrílico é trazido para a frente para cobrir os bordos incisais dos dentes anteriores, contribuindo assim para a sua estabilização. A estabilização pode ser necessária se o segmento anterior do maxilar tiver sido traumatizado por uma disfunção oclusal ou se estiver a sofrer de alguma perda de suporte ósseo. A ação de esplintagem conseguida nos dentes anteriores é superior à conseguida pelas outras placas de mordida porque direcciona a força mais axialmente.

A placa de mordida Sved é um excelente aparelho para utilizar quando os dentes anteriores restaurados são esplintados, mas necessitam de proteção contra o bruxismo noturno.

b) Aparelhos de fecho contínuo:

A imobilização com um aparelho removível contínuo é uma forma rápida e económica de controlar a hipermobilidade. As suas principais desvantagens são que os aparelhos são inestéticos quando os dentes anteriores têm de ser incluídos e que não controlam eficazmente o movimento intrusivo de dentes excessivamente móveis, a menos que sejam concebidos de forma a modificar a sua remoção pelo paciente.

Como os aparelhos de fecho contínuo são peças fundidas rígidas, podem ser utilizados para estabilização a longo prazo se o prognóstico geralmente mau de toda a dentição ou a limitação financeira do paciente impedir a utilização de outros tipos de talas. Estes aparelhos oferecem as vantagens de substituir dentes em falta e de serem totalmente suportados por dentes ou por dentes e tecidos.

- TALAS CORONAIS EXTRA FIXAS:

Tal como as talas extra coronais amovíveis, as talas fixas oferecem as vantagens da simplicidade e da economia e, quando já não são necessárias, o dentista pode removê-las prontamente sem necessidade de substituição por meios restauradores. O tipo de talas fixas oferece maior estabilidade e a certeza de que estão a ser usadas constantemente.

De acordo com a edição mais atual do Glossário de Termos de Prótese Dentária, define-se tala como *"um dispositivo rígido ou flexível que mantém em posição uma parte deslocada ou móvel; também mantém no lugar e protege uma parte lesionada"*.[8] Geralmente, as restaurações fixas são preferidas em relação aos splints removíveis, especialmente quando se trata de splintar dentes periodontalmente comprometidos. Biomecanicamente, a distribuição de força para o periodonto remanescente é superior com próteses parciais fixas porque a prótese é mais rígida.[18]

O diagnóstico correto do doente é fundamental para o sucesso da prótese final. Podem existir diferentes formas de tratar uma doença, mas só pode haver um diagnóstico correto. Serio e Hawley discutiram os critérios de diagnóstico e planeamento do tratamento para o doente que necessita de imobilização e imobilização.[19]

Objectivos e indicações:

Os dois principais objectivos da ferulização no paciente com doença periodontal avançada são criar um ambiente oral no qual, [20]

1.   A mobilidade dos dentes é normal ou, pelo menos, já não está a aumentar.

2.   O paciente é capaz de funcionar confortavelmente.

A prótese fixa esplintada serve também para substituir os dentes em falta.

As indicações para a imobilização do paciente com doença periodontal avançada usando restaurações de gesso fixo foram descritas por Lindhe.[18]

1.   Quando existe uma mobilidade progressiva dos dentes como resultado do aumento gradual da largura do ligamento periodontal em dentes com perda de altura do osso alveolar.

2.   A segunda indicação que requer estabilização por meio de talas é um aumento da mobilidade de um dente ou grupo de dentes que perturba a capacidade de mastigação ou o conforto.

3.   A férula não é indicada para o paciente que se sente confortável durante a mastigação normal, mas que tem uma mobilidade aumentada de um dente ou dentes com perda de osso alveolar e uma largura normal do ligamento periodontal sem aumento da mobilidade ou migração dentária.

-Sistemas de classificação **de talas fixas:**

Na literatura, foram utilizados vários sistemas de classificação das talas fixas, consoante a natureza da discussão, sendo um dos sistemas mais simples o seguinte

1.   Unilateral

2.   Bilateral

Esta pode ser novamente subdividida em duas categorias

1.   Fissuras fixas provisórias ou temporárias antes e durante o tratamento periodontal.

2.   Tala fixa definitiva.

1.   Esplintagem provisória com próteses parciais fixas:

- Tala provisória de resina termicamente processada - (Fig. 8)

Embora os materiais compósitos bis-acrílicos mais recentes estejam a ser utilizados para a provisionalização e a ferulização, a ferulização de resina acrílica processada a quente continua a proporcionar a melhor versatilidade, qualidade, estética e resistência a longo prazo.

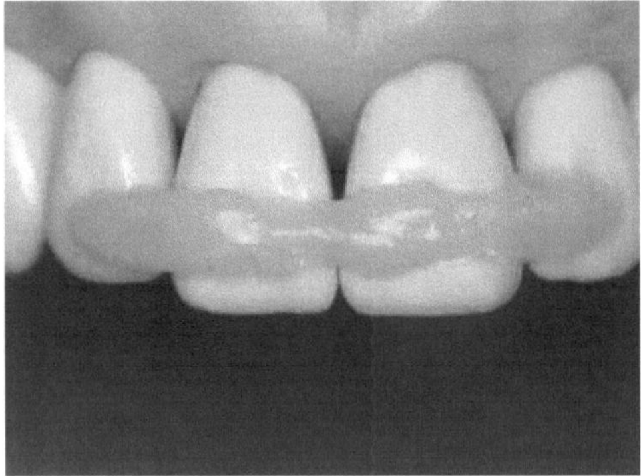

Fig.-8, Provisório de resina processada a quente

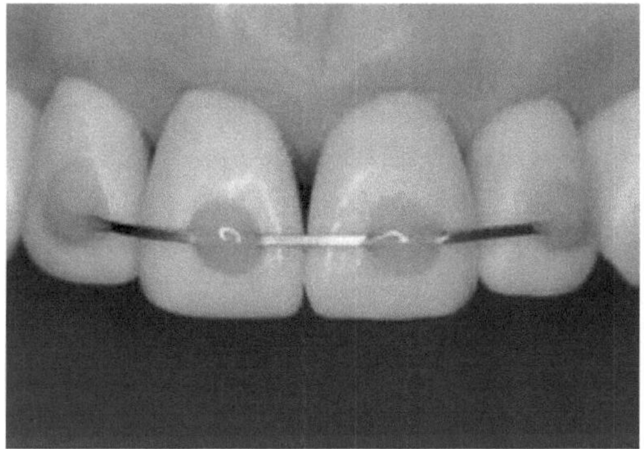

Fig.-9, tala de arame e resina acrílica[57]

splint [57]

A restauração provisória de resina acrílica processada a quente pode ser fabricada pelo laboratório de duas formas. No primeiro método, o dentista fornece ao laboratório moldes articulados com precisão, a partir dos quais o técnico efectua uma preparação mínima dos dentes e, em seguida, encera até ao contorno fisiológico completo, investe e processa. A concha produzida é recolocada na boca após as preparações dentárias terem sido efectuadas.

O segundo método implica que o dentista faça uma impressão em vinil polissiloxano ou alginato após a preparação dos dentes, gerando um registo interoclusal na dimensão vertical de oclusão estabelecida e enviando-o para o laboratório para articulação, enceramento até ao contorno fisiológico completo, revestimento e processamento. [20]

- **Talas de arame e de resina acrílica -(Fig- 9)**

O método mais comum e mais fácil de imobilização extra coronal fixa, utiliza fios e talas de resina acrílica. Em alguns casos, apenas fios são usados, mas a resina acrílica oferece as vantagens de maior estabilidade e melhor estética, especialmente quando há diastemas. Este método é usado normalmente para esplintar dentes anteriores mandibulares, mas também pode ser usado para dentes anteriores maxilares se o paciente não se opuser às desvantagens estéticas.

O termo "A- splint" foi aparentemente popularizado por Berliner e Kessler e evoluiu para a terminologia dentária como uma forma fácil de descrever o splint de resina acrílica-amálgama reforçado com fio. Mais recentemente, o termo "A-splint" passou a incluir qualquer splint que una os dentes com material compósito gravado com ácido; normalmente é incluído um reforço de arame. Com o desenvolvimento do condicionamento ácido e das resinas compostas fotopolimerizáveis, a ferulização de dentes móveis foi muito simplificada. A resina pode ser acrílica ou composta e pode ser usada com ou sem condicionadores de ligação direta.[21] Uma modificação da tala extra coronal é quando o fio do braquete, em vez do fio de ligadura, é diretamente ligado com resina acrílica à superfície do esmalte gravado nos aspectos faciais da parte posterior e anterior da mesma arcada ou apenas dos segmentos posteriores.

- **Esplintagem definitiva com prótese parcial fixa:**

A esplintagem definitiva com uma restauração fixa permanente é efectuada após a conclusão da terapia periodontal definitiva. As próteses fixas proporcionam uma rigidez excelente e melhor, bem como uma distribuição de forças mais favorável, em comparação com as talas amovíveis.[18]

- **Tala fixa ligada a resina :**

O splint fixo extracoronário ligado a resina tem sido utilizado como prótese definitiva para a estabilização da dentição periodontalmente comprometida.[22] A vantagem deste método é que conserva a estrutura dentária. A tala fixada com resina é um molde que envolve a superfície lingual e proximal dos dentes pilares e pode substituir um ou mais dentes. É cimentada aos dentes pilares condicionados com ácido com um cimento de resina de quarta geração. A preparação dentária necessária é uma ligeira margem de chanfro nas superfícies lingual e proximal dos dentes, bem como sulcos separados por 180° ao longo de uma trajetória comum de inserção.

Dentes extremamente móveis podem ser contra-indicados para este tipo de aparelho, uma vez que a prótese se descola frequentemente nestas situações. É frequentemente utilizado para a esplintagem de dentes anteriores mandibulares pouco móveis, periodontalmente comprometidos e para a substituição de um ou mais incisivos mandibulares.

- **Prótese parcial fixa tradicional :**

Apesar de ser possível utilizar restaurações onlay de cobertura parcial como retentores de pilar para talas fixas, os retentores de coroa de faceta completa são preferíveis quando utilizados em próteses parciais fixas de longo alcance e talas com menos pilares. As coroas de facetas completas têm mais resistência à deformação do que os retentores de facetas parciais, e tem sido demonstrado que esta resistência à deformação resulta numa menor lavagem do cimento e perda de retenção da restauração.

- **Conectores rígidos**

Próteses parciais fixas ou coroas ligadas a conectores rígidos, fundidas ou

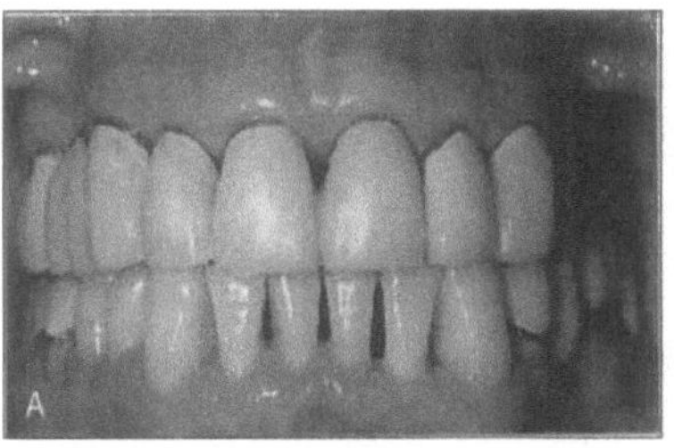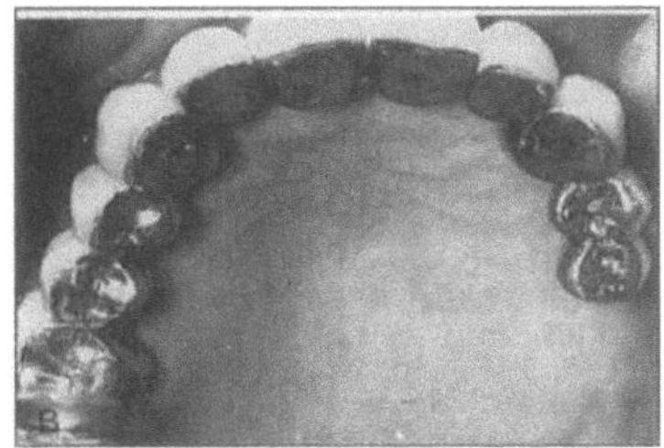

Fig.-10, Prótese parcial fixa maxilar[20]

soldadas, são tipicamente usadas sempre que possível nas talas permanentes ou definitivas para pacientes com o periodonto comprometido **(Fig.10)**. A investigação mostra que o tratamento periodontal e protético combinado com a ferradura fixa elimina ou reduz significativamente a mobilidade e ajuda a travar o colapso periodontal.[20]

- **Conectores não rígidos**

As talas fixas fundidas que incorporam conectores não rígidos entre os retentores fundidos ou entre os retentores fundidos e o pôntico proporcionam flexibilidade no desenho da prótese quando o paciente periodontalmente comprometido apresenta múltiplas distribuições de dentes. Este tipo de conexões é usado para evitar uma ponte extensa se uma tala bilateral for planeada para estabilização transversal da arcada ou em situações em que o desalinhamento dentário impede um caminho comum de tração **(Fig.11)**.

O conetor não rígido é uma ligação composta por um design de precisão ou semi-precisão do tipo "cauda de andorinha", um pôntico dividido (conetor dentro do pôntico) ou pinos cónicos.[22] A apresentação clínica do paciente deve permitir a sua incorporação na prótese com contornos fisiológicos normais, bem como uma

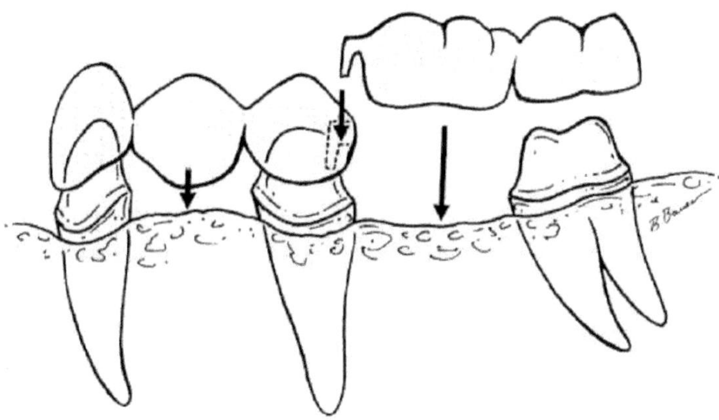

Fig.-11, Conectores não rígidos

espaço de embrasamento para uma boa higiene oral, para que a sua utilização seja vantajosa tanto a nível periodontal como protético.[23]

- Talas fixas de coifa telescópica

Peeso introduziu pela primeira vez as coroas telescópicas como retentores de pilar para próteses parciais amovíveis em 1916, mas atualmente são utilizadas como parte do regime de tratamento para a esplintagem fixa em próteses periodontais.

Nesta técnica, os dentes incluídos nas talas são preparados e cobertos com coifas finas de ouro ou dedais, que são permanentemente cimentados no local. O uso de telescopagem para esplintagem no paciente com doença periodontal avançada oferece muitas vantagens **(Fig.12)**.

O paralelismo de dentes pilares muito separados ou com várias pontas numa única prótese é conseguido sem endodontia electiva ou pequenos movimentos ortodônticos, com apenas um ligeiro sobrecontorno da restauração. Proporcionam a capacidade de esplintagem periodontal da arcada completa em vários segmentos mais pequenos.

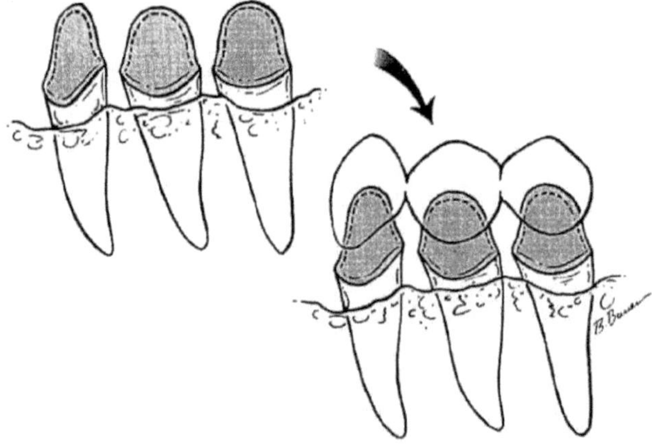

Fig.-12, talas fixas com coifa telescópica [20]

Existem factores limitantes para a utilização de coroas telescópicas em talas fixas. Existem limitações estéticas devido ao volume das peças fundidas duplas e, muitas vezes, os dentes têm de ser estrategicamente extraídos, ter as raízes seccionadas ou ser movidos ortodonticamente para proporcionar espaço para embrasures adequados e uma boa higiene oral. Além disso, há um custo maior para o paciente e a fabricação técnica pode ser difícil. Existem muitas subtilezas na construção da restauração telescópica.

- **Fissuras com cantilevers :**

Uma prótese parcial fixa cantilever é uma tala que tem pilares apenas numa extremidade, criando assim um sistema de alavanca de classe I que altera drasticamente a direção e a magnitude das forças nos pilares.

O planeamento do tratamento para um cantilever na prótese fixa para pacientes com suporte periodontal comprometido é feito para evitar a utilização de uma prótese parcial removível se os implantes forem contra-indicados. Estudos a longo prazo demonstraram que os dentes com um periodonto comprometido podem servir de pilar para próteses parciais fixas extensas em cantilever.

O sucesso destes splints em cantilever está relacionado com um desenho protético que elimina tensões indevidas nos pilares e com o estabelecimento e manutenção de uma excelente saúde periodontal, através de visitas frequentes de cuidados continuados. O desenho do splint deve ser tal que as forças oclusais sejam direccionadas o mais verticalmente possível. Foram efectuados vários estudos para analisar o stress em pilares com suporte ósseo reduzido. [20]

- TALAS INTRA-CORONAIS:

O tipo intra coronal de tala provisória para dentes móveis tem sido usado há muitos anos. Este método de estabilização é excelente para dentes com envolvimento periodontal grave e um prognóstico questionável.

Foram concebidos vários métodos de esplintagem intra coronal, utilizando amálgama, amálgama e fio, resina acrílica e fio, fio, pinos roscados e resina acrílica, ou uma combinação de amálgama, fio e resina acrílica especialmente adaptável aos quadrantes posteriores. Na maioria das circunstâncias, a esplintagem intra coronal é reservada para pacientes em que a severidade da doença periodontal exige uma estabilização permanente futura através de medidas restauradoras extensas.

As talas intra-coronais temporárias têm as seguintes vantagens: [17]

- É mais retentivo do que outras talas temporárias e proporciona uma maior estabilização do que a maioria das outras formas.

- É fixo, pelo que a maioria dos doentes o usa constantemente.

- Dura mais tempo e, em casos excepcionais, pode ser considerada uma tala provisória de longa duração.

- Não irrita o tecido gengival nem impede as medidas de cuidados domiciliários.

- É relativamente simples de construir, requer menos tempo e menos redução de dentes, e consequentemente, é menos dispendioso do que a tala provisória de cobertura total convencional.

- A sua reparação é relativamente simples.

- A maioria das variações são estéticas.

Como a maioria dos métodos de estabilização temporária, a esplintagem intra-coronal também tem desvantagens. Pode ocorrer lesão pulpar durante a preparação, e a tala não pode alterar ou corrigir de forma apreciável o contorno coronal indesejável ou discrepâncias oclusais funcionais. Algumas variedades, como as do tipo fio e acrílico, são indicadas para pacientes com tendência a cáries.

- O Incisal Edge Splint:

Em contraste com outros splints anteriores, o splint de bordo incisal pode proporcionar uma excelente estabilização a longo prazo com uma quantidade mínima de manutenção. Esta tala também é excelente do ponto de vista estético e permite que os pacientes efectuem uma higiene oral adequada e mantenham os tecidos gengivais saudáveis. A técnica de colocação da tala do bordo incisal é simples e rápida de executar. A preparação do sulco é efectuada com a utilização de uma broca de carboneto de cone invertido. Para manter a forma retentiva do sulco, a broca deve entrar na dentina a partir de uma das superfícies proximais e ser puxada ao longo da largura do dente sem retirar a broca. O sulco incisal completo estende-se do canino direito até ao canino esquerdo. Um pedaço de fio entrançado de aço inoxidável macio de 0,015 polegadas é inserido no sulco e, em seguida, o sulco é preenchido com acrílico de cor do dente de cura rápida até o fio ficar coberto. Em seguida, é moldado com uma broca de diamante e o acabamento da tala é efectuado com uma broca de diamante cónica. A tala de borda incisal requer menos manutenção em comparação com outras talas. A tala é estética e económica, pelo que proporciona aos pacientes um excelente tipo de estabilização semipermanente a longo prazo.[24]

3) *MATERIAIS DE REFORÇO LIGADOS DE NOVA GERAÇÃO:*

Desde 1991, uma fita de polietileno Leno-Woven tem sido utilizada com sucesso para uma variedade de técnicas clínicas, incluindo a esplintagem dentária, a substituição de dentes em falta, o tratamento de emergências dentárias e o reforço de restaurações protéticas fixas provisórias em resina, a retenção ortodôntica e outras aplicações clínicas.[25]

Um estudo realizado por Ramos et al[26] demonstrou que as barras de teste de polimetacrilato de metilo contendo Ribbond demonstraram um aumento significativo na resistência à fractura e à propagação de fissuras; as barras reforçadas permaneceram inteiras durante todo o ciclo de carga de compressão.

A fita de reforço Ribbond é tecida com fibras de polietileno Spectra. As propriedades da fibra de polietileno de peso molecular ultra-elevado e altamente orientada molecularmente são as seguintes

1. Resistência à tração ultra elevada: a resistência à tração é de 435.000 1b/in^2 ou 3,00 Gpa.

2. Módulo de elasticidade: O módulo de elasticidade é de 24-8 milhões 1b/in^2 ou 171 GPa.

3. A mais elevada energia de rutura ou resistência à fratura de qualquer fio disponível no mercado.

4. Absorção de água: a absorção de água é inferior a 1%.

5. Quimicamente inerte: a fibra é quimicamente inerte a quase todos os solventes, ácidos ou substâncias alcalinas.

6. Altamente biocompatível: Um estudo realizado por Turner et al. demonstrou pouca ou nenhuma reação dos tecidos a amostras de polietileno implantadas em músculos de coelhos durante um estudo de 12 semanas que não podia ser explicado pelo trauma físico da inserção do material.

7. Conformabilidade: A fibra é extremamente adaptável e relativamente isenta de memória. Adapta-se aos contornos dos dentes e da arcada dentária.

8. Propriedades ópticas: Quando humedecida e ligada, a fibra é opticamente transparente devido à sua relativa refração da luz e tem a propriedade camaleónica de assumir as cores do acrílico dentário ou da resina composta com que é utilizada.

9. **Leno Configuração de trama:**

Em contraste com outros tipos de tecelagem aberta, a tecelagem leno com pontos cruzados tem duas urdiduras de fibra longitudinal em cada par que está em igual tensão e ligeiramente enrolada à volta dos fios de enchimento cruzados **(Fig.13)**. A urdidura invulgar à volta dos fios de enchimento que se cruzam. Esta caraterística aumenta a durabilidade, a estabilidade e a resistência dos tecidos leno. O tecido leno é mais resistente ao deslocamento e ao deslizamento do fio sob tensão do que um tecido liso.

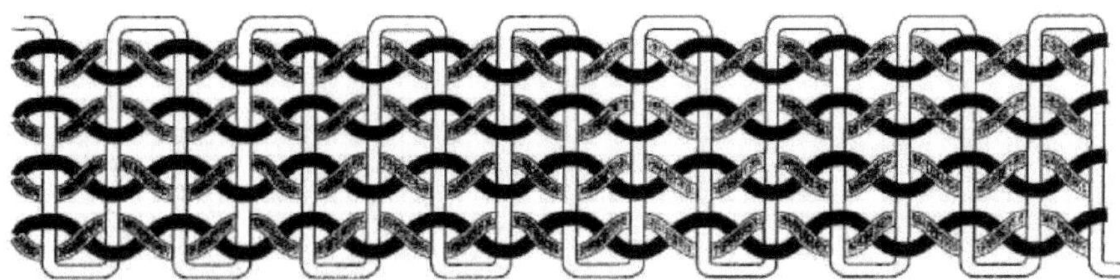

Fig.13, Configuração da trama Leno[27]

A combinação de uma fibra altamente confortável e a trama leno resulta num tecido que é extremamente manejável. Numa avaliação independente de diferentes materiais de reforço para talas, concluiu-se que "Ribbond tem a melhor facilidade de utilização".[27]

Fisicamente, a geometria aberta do tecido leno apertado permite a infusão completa e a humidificação das fibras pela resina. Quimicamente, o polietileno de peso molecular ultra-elevado (UHMWPE) é convertido de um material hidrofóbico para um material hidrofílico ao ser submetido a um tratamento de plasma de gás frio. O gás parcialmente ionizado actua através do processo de ablação e ativação.

-Reforço em   fibra de vidro:

As fibras de vidro, ao contrário das fibras de polietileno, devem ser protegidas contra danos ambientais se forem utilizadas para reforço de resinas dentárias. As fibras de vidro recém-tiradas têm valores de resistência muito mais elevados do que o vidro comum.

CondiçãoForça   (MPa)

Varetas de vidro tal como recebidas da   fábrica45

Jato de areia   severo14

Gravado com ácido e lacado1   ,725

Ensaio de fibras de sílica estiradas no vácuo12   .000 - 16.000

Estas resistências elevadas degradam-se rapidamente com a exposição à humidade. Este facto é uma das razões para as fibras de vidro pré-impregnadas dos materiais Splint-It.

Ao selecionar fibras de reforço para utilizar em esplintagens periodontais, uma vez que todas fornecem resinas compostas dentárias com propriedades de reforço equivalentes, a facilidade de utilização e uma variedade de larguras das fibras são critérios primários.

Foi demonstrado que o reforço com fibras de fita tecida tem uma vantagem sobre as fibras soltas ou torcidas porque confere um reforço multidirecional às resinas de restauração poliméricas. Atualmente, estão disponíveis cinco sistemas diferentes de fibras tecidas e rectas para reforço de resinas.

Produto	Tipo de fibra (larguras)
Fita de reforço de fita (ribbond)	Fita de polietileno, tecida, com ponto de fecho (1 mm, 2 mm, 3 mm, 4 mm e 9 mm)
Ligar (Kerr)	Fita de polietileno de trama aberta (2 mm e 3 mm).
Splint-It (TenericZPentron)	Fita de fibra de vidro de trama aberta (2 mm). Unidirecional, fita de fibra de vidro (3mm)

DVA (Dental ventures of America)	Tufos abertos de fibras de polietileno
Extensão do vidro (Glasspan)	Fita e corda de fibra de vidro de trama aberta (fita de 4 mm, corda de 2 mm e 3 mm)
Fiberflex (Biocomp)	Tufos de fibras individuais de kevlar.
Tala de fibra (distribuidores dentários internacionais)	Fita de fibra de vidro de trama aberta.

Ao combinar as características químicas adesivas e estéticas da resina composta com o reforço da fita de reforço de alto módulo tratada com plasma, os dentistas podem fornecer aos pacientes restaurações e talas que resistem às forças de carga da oclusão [27]

e mastigação.

4) CONSIDERAÇÃO ESTÉTICA ANTERIOR AO ESPLINTAR DENTES:[28]

O foco principal da prática dentária é o tratamento de condições patológicas dos dentes e dos tecidos moles. O objetivo do tratamento é estabelecer um resultado fisiologicamente estável que restaure as estruturas orais, para que possam ser mantidas num estado saudável. Por vezes, o tratamento resultante compromete a aparência estética do paciente. Lombardistatou que a estética dentária é a fase mais importante de todas as especialidades dentárias, incluindo a Odontopediatria, a Ortodontia, a Periodontia, a Cirurgia Oral e a Dentisteria Restauradora. O facto de a atratividade física desempenhar um papel essencial na autoestima de uma pessoa é uma constatação importante para toda a equipa dentária.

Os dentistas têm o potencial de tornar um sorriso mais bonito, o que pode mudar a vida de um paciente à medida que a auto-confiança melhora. As implicações psicológicas do tratamento dentário estético para preservar ou restaurar a autoimagem, a autoestima e o bem-estar de uma pessoa estão bem documentadas. A aparência estética normal da dentição é uma combinação de inter-relações entre os dentes, os tecidos gengivais e as estruturas de suporte, e o complexo oromaxilofacial.

A aparência estética dos dentes é uma combinação da forma individual dos dentes e da posição dos dentes dentro de cada arcada dentária. Estas relações podem criar uma aparência visual agradável ou desagradável para quem olha para o sorriso de uma pessoa.

O desafio para manter um resultado restaurador esteticamente agradável quando se unem os dentes em duplicado são os mesmos factores que proporcionam um resultado estético quando os dentes estão separados e não unidos. A união dos dentes cria invariavelmente uma barreira estética artificial à aparência tridimensional dos dentes. Para que uma tala seja bem-sucedida, os conectores entre os dentes precisam de ter uma espessura específica para proporcionar resistência na função e durabilidade clínica. Ao planear uma tala ou prótese parcial fixa, as superfícies linguais dos dentes restaurados devem ser concebidas para terem uma espessura adequada para que o material de restauração resista às forças de oclusão e mastigação.[28]

Os rebordos incisais são críticos para a silhueta estética dos bordos incisais dos dentes anteriores maxilares e mandibulares. A utilização do contorno do dente com a criação de rebordos incisais definitivos melhora a aparência facial do perfil dos dentes e pode delinear a diferença de alturas ou a separação dos bordos incisais dos dentes superiores e, para os incisivos mandibulares, pode diferenciar cada dente como uma entidade separada.

Para as talas de resina composta reforçadas e coladas, a fita de reforço ou a malha de arame metálico deve ser colocada de modo a que, pelo menos, 1,0 mm de resina composta permaneça após o esculpir estético da restauração.

A ilusão de tridimensionalidade da restauração só pode ser activada através de um desenho cuidadoso da preparação do dente. No caso de uma restauração metálica de porcelana, o desenho da preparação dentária deve permitir uma redução interproximal adequada para que a subestrutura metálica possa ser colocada mais lingualmente e ser compatível com a oclusão.

Tal como acontece com as restaurações de próteses parciais fixas que esplintam os dentes, as esplintagens de resina composta reforçada devem permitir uma forma de embrasure interproximal correcta. As áreas de contorno interproximal e incisal são difíceis de aceder com brocas de acabamento e diamantes, porque esses instrumentos não são suficientemente finos para ajudar a criar a ilusão tridimensional de profundidade e separação dos dentes para uma individualidade percetível. Nestes casos, uma peça de mão recíproca "Profin", com uma ponta Lamineer abrasiva, pode ser rodada e indexada para obter os cinco acabamentos de modelação precisos necessários.

Quando a esplintagem é feita para estabilizar dentes móveis numa dentição comprometida pela periodontia, a forma e o desenho dos encaixes gengivais devem permitir a manutenção da saúde gengival. O aspeto rosado e pontilhado da gengiva contribui para o aspeto estético geral da restauração. Deve-se ter cuidado ao moldar as restaurações para permitir que os tecidos gengivais interproximais das papilas formem uma coluna e se adaptem às áreas gengivais da coroa do dente.

5) *MANUTENÇÃO DA SAÚDE ORAL DOS DENTES ESPLINTADOS:*[22] A

manutenção da saúde oral dentro e à volta das talas fixas representa um desafio significativo para o doente e para o médico dentista, porque o acesso aos dentes e a visibilidade para o controlo da placa bacteriana e a técnica de manutenção periodontal requerem competências e esforços adicionais. O controlo pessoal eficaz da placa bacteriana, a avaliação profissional do risco de cárie e a manutenção periodontal são cruciais para a longevidade da tala e para a saúde dos dentes com tala. Durante o fabrico e a colocação da tala, o dentista deve estar consciente dos factores de acesso e visibilidade que facilitam os procedimentos eficazes do paciente e de higiene.

- Acesso

Para facilitar o acesso adequado para a limpeza, a tala deve ser colocada com um espaço gengival aberto e ser corretamente contornada sem margens salientes. Todas as superfícies devem ser lisas para minimizar a retenção de placa bacteriana. Uma tala que cumpra estes critérios não interfere com práticas de higiene oral eficazes, preserva os tecidos gengivais e ajuda a manter as estruturas dentárias livres de portadores.

- Visibilidade

Os problemas de visibilidade também influenciam a eficácia dos autocuidados do doente. A colocação posterior torna as talas mais difíceis de serem vistas pelo paciente. Para além disso, muitos dos novos materiais de ferulização alcançam um resultado estético de qualidade tão elevada que os doentes necessitam de instruções específicas de cuidados em casa para conseguirem distinguir entre a superfície natural do dente e as estruturas sintéticas.

Após a colocação da tala, o prestador de cuidados de saúde oral deve fornecer ao doente instruções extensivas sobre os cuidados a ter em casa. A seleção e a recomendação de dispositivos mecânicos de controlo da placa bacteriana dependem do tipo de tala, do espaçamento, das talas circundantes, das preferências pessoais e da destreza do doente.

Os dispositivos de higiene oral para a manutenção da tala podem ser os seguintes:

Categoria	Produto	Características
Interdentário dispositivos de fio dental	Fio dental tradicional	Encerado, não encerado, aromatizado, revestido com flúor, revestido com bicarbonato de sódio.
	Fita dentária	Aromatizado, não aromatizado Politetrafluloroetileno
	Fio dental tufado Superfloss (oral-B)	Comprimento único pré-cortado de 2 pés, segmentar com tufos de 5 polegadas adjacente a um reforço de 3 polegadas utilizado para inserção sob contacto oclusivo

	Fio dental NU	Disponível em rolo que pode ser cortado no comprimento desejado. Alternar o fio dental simples de 1,5 polegadas com as porções tufadas de 1 polegada. Utilizar em conjunto com o enfiador de fio dental
	Fio de tricotar	Sintético, não de lã.
	Enfiadores de fio dental Manteiga G-U-M EEZ-THRU enfiador de fio dental	Utilizado para enfiar o fio dentário sob o contacto oclusal de dentes com feridas.
Escova de especialidade dispositivos	Escova de tufos simples	Cabeças de cerdas de extremidade plana e de extremidade cónica.
	Escovas interdentais Proxarbush (Butler)	Vários tamanhos de escovas de recarga cilíndricas e cónicas.
	Tamanho de bolso compacto.	Fio central revestido a plástico extra fino cónico
	Escova interdentária (Oral B)	e escovas de recarga cilíndricas.
Dente motorizado escovas	BraunOral-Bplaque escova de dentes removedor	Movimento oscilante
	Escova de dentes eléctrica Interplak	Contra-rotação
Sonicand ultrassónico Escovas de dentes	Remoção da placa bacteriana sensorial	Movimento sónico
	Sonicareelectrónica escova de dentes	Movimento sónico
	UltrassonsUltrassónicos escova de dentes	Ultrassónico
Irrigação oral	Hydrofloss	4 pontas com código de cores para utilização doméstica; cânulas e pontas para sulcos

		disponíveis em separado para irrigação subgengival profissional.
	Jato de inverno Interpak	4 pontas de jato
	Picareta de água e placa Sistema de controlo	Inclui uma escova de dentes mecânica recarregável e 4 cabeças de escova codificadas por cores; 4 pontas de jato codificadas por cores.

O fio dental tufado é utilizado em áreas de perda de ligação periodontal ou de maior espaçamento proximal. O fio dental do tipo tufado ou esponjoso pode ser utilizado para cobrir superfícies expostas mais amplas. O tipo de segmento tufado ou esponjoso actua como uma escova contra as superfícies proximais, proporcionando um maior acesso a superfícies côncavas e irregulares. O super-fio, um tipo de fio esponjoso espesso e com várias secções, pode ser passado por baixo da tala utilizando o fio rígido e o fio esponjoso curvado em forma de C contra a superfície do dente para se mover na direção apicocoronal durante várias passagens **(Fig.14).**

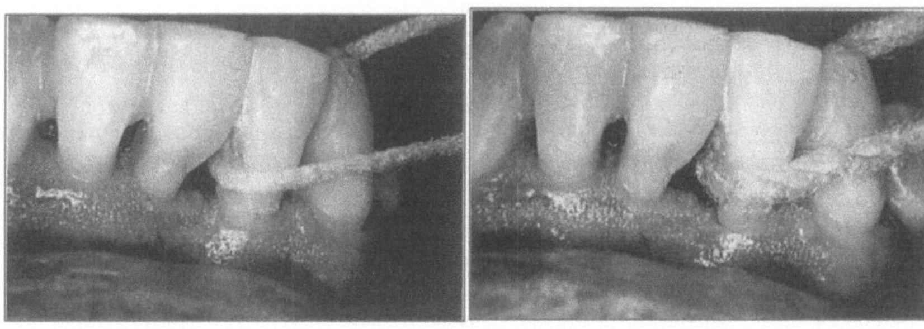

Fig.-14, Tufted floss[22] **Fig.-15, Knitting yam**[22]

O fio Knittingyarn é um adjuvante especializado no controlo da placa bacteriana interdentária que pode ser utilizado em superfícies dentárias adjacentes a espaços proximais largos. A sua largura aumenta a área de superfície utilizada com o fio dentário, proporcionando assim uma melhor cobertura e acesso em concavidades pronunciadas, em comparação com o fio dentário normal. Recomenda-se o uso de fio sintético e não de lã. A lã tem tendência para deixar a microflora no espaço proximal e é agressiva para os tecidos gengivais **(Fig.15).**

6) *TRAUMATISMO PERIODONTAL E MOBILIDADE* [19]

O estudo da relação entre a oclusão e a doença periodontal tem sido, desde há muito, um dos grandes mistérios da medicina dentária. É geralmente aceite que a placa bacteriana é a causa primária para o início e progressão da doença periodontal marginal inflamatória. Embora necessária, a presença de placa bacteriana não é a única responsável pelos diferentes níveis de doença presentes nos indivíduos. Os factores de risco sistémicos e locais têm sido implicados na modularização da resposta do hospedeiro à placa bacteriana, afectando o curso da progressão da doença. Os efeitos oclusais são frequentemente listados entre os factores modificadores.

FORÇAS EXERCIDAS SOBRE OS DENTES - FORÇAS ORTODÔNTICAS E DE OSCILAÇÃO:

■ **Forças normais ou fisiológicas -**

Os dentes e as suas estruturas estão sujeitos a forças oclusais severas até 50 kg durante a mastigação. A presença de fluidos tecidulares e a disposição das fibras periodontais são tais que estas forças pesadas intermitentes podem ser adequadamente acomodadas (capacidade adaptativa) sem destruição dos tecidos. O dente é suportado pelas fibras principais do ligamento periodontal e a força é transmitida pelo fluido e pelas fibras do ligamento periodontal embebidas para o osso alveolar propriamente dito.

■ **Forças ortodônticas ou patológicas -**

Quando uma força ortodôntica unidirecional que excede a capacidade adaptativa é aplicada a um dente, a pressão é exercida no lado do ligamento periodontal na direção da força e a tensão no lado oposto. Com o uso de forças leves, a reabsorção osteoclástica frontal no lado da pressão permite que o osso alveolar seja remodelado por osteoblastos e outras células que revestem o osso alveolar propriamente dito. Uma força forte provoca dor, necrose dos elementos celulares no interior do periodonto e reabsorção subjacente (posterior) no lado da pressão.

■ **Forças patológicas em movimento -**

Embora as forças ortodônticas sejam geralmente unidirecionais, a força aplicada a um dente pela função mastigatória e pela parafunção pode exceder a capacidade adaptativa. Estas forças de oscilação podem mover um dente numa direção faciolingual, mesiodistal ou vertical ao longo dos eixos x, y ou z. Como resultado da pressão exercida em todas as direcções, todo o ligamento periodontal se comporta como se estivesse sujeito apenas a pressão. Se a pressão estiver dentro da capacidade de adaptação do periodonto, não ocorrem efeitos adversos duradouros. Forças que excedem a capacidade de adaptação do dente levam à lesão de trauma de oclusão.

■ **Oclusão e doença periodontal:**

Em tempos, pensou-se que a oclusão traumatogénica era a principal causa da Periodontite. Na década de 1930, Gottlieb e Orban apresentaram o termo "Atrofia alveolar difusa". Esta teoria manteve-se até meados dos anos 60, altura em que foi demonstrado o papel da placa bacteriana no início da gengivite marginal e, subsequentemente, da periodontite inflamatória.

Glickman, modificado por Carranza, descreveu a lesão histológica do trauma oclusal em três fases - lesão, reparação e remodelação adaptativa do periodonto.[10]

No estágio I, a lesão é causada por força oclusal excessiva. Se a força for diminuída ou o dente for reposicionado, o corpo pode reparar a lesão. Se a força permanecer crónica, o periodonto remodela-se para diminuir a influência do impacto. Verifica-se um alargamento do espaço do ligamento periodontal, observado tanto histologicamente como em radiografias, com um aumento da mobilidade. Pode haver compressão das fibras do tecido conjuntivo com uma diminuição da celularidade que pode ser seguida por áreas de necrose.

Na fase II, o corpo tenta recuperar dos danos causados ao periodonto. Os tecidos danificados são removidos e forma-se novo tecido conjuntivo, cemento e osso. Quando a capacidade reparadora ultrapassa o processo destrutivo, a oclusão deixa de ser considerada traumatogénica.

A fase III representa a remodelação adaptativa do periodonto. Esta remodelação pode resultar num ligamento periodontal alargado, espaços do ligamento periodontal alargados em forma de funil nas radiografias e mobilidade dentária aumentada, mas não crescente.

A mobilidade é um sinal clínico comum de traumatismo oclusal. No traumatismo oclusal agudo, este pode ser acompanhado de dor, sensibilidade à percussão, frémito e sensibilidade térmica. Os dentes com capacidade adaptativa reduzida podem também migrar patologicamente devido ao impacto de forças oclusais mal direccionadas.[30]

Svanberg et al[31] resumiram algumas conclusões sobre os efeitos dos factores oclusais na hipermobilidade e no tratamento, como se segue:

a. Forças oclusais excessivas podem ou não causar hipermobilidade.

b. Outras características das forças oclusais, além da magnitude, como velocidade, duração e frequência, podem ser de maior importância para o desenvolvimento da hipermobilidade dentária.

c. O sinal adequado de um espaço do ligamento periodontal alargado e a clínica

a avaliação do aumento da mobilidade dentária numa única ocasião pode ser uma manifestação de adaptação às mudanças nas exigências funcionais.

d. A hipermobilidade produzida pelas forças oclusais não causa inflamação gengival ou

agravar a gravidade da gengivite não progressiva e não actua como fator causal primário da perda de fixação do tecido conjuntivo.

e. As forças oclusais que produzem hipermobilidade dentária podem acelerar a perda de inserção em

periodontite progressiva.

f. As forças oclusais que produzem hipermobilidade dentária podem interferir com a cicatrização óptima em

o tratamento da doença periodontal.

g. O equilíbrio oclusal não é um tratamento adequado na prevenção de doenças periodontais doença.

h. A incapacidade de tratar com sucesso a periodontite progressiva em dentes envolvidos por furca é

comum. Para aumentar a possibilidade de um tratamento eficaz, quaisquer forças oclusais que tornem um dente envolvido em furca hipermóvel, devem ser eliminadas por trituração selectiva. Este desgaste elimina a mobilidade do dente como um potencial co-fator na progressão de um local de periodontite mal controlado: a área da furca.

7) *OBJECTIVO DA TALA:*

Em medicina dentária, a estabilização ou tala refere-se normalmente à união de dentes, unilateral ou bilateralmente, para conferir maior estabilidade a toda a unidade. Antes de desenvolver um raciocínio clínico para a esplintagem, é preciso estar ciente das razões biológicas para 17

talas.

1. REST

Tal como para muitas partes do corpo feridas ou doentes, a imobilização permite uma cura sem perturbações. Os membros fracturados, os ligamentos rompidos e as incisões cirúrgicas são frequentemente imobilizados com talas, suturas ou compressas cirúrgicas. É também o caso de uma dentição que está gravemente comprometida pela falta de osso alveolar de suporte suficiente. A periodontite ativa, isolada ou combinada com atividade parafuncional, pode ser complicada por factores intrínsecos ou extrínsecos, tais como dentes estrategicamente ausentes, má oclusão e raízes curtas e espigadas. O repouso oclusal proporcionado pela terapia com talas, de uma forma ou de outra, ajuda a eliminar ou, pelo menos, a neutralizar alguns dos factores oclusais adversos que agravam o efeito de uma doença inflamatória já existente, como a periodontite.

Muitos dentes envolvidos são hipermóveis devido a um espaço ligamentar alargado e um dos principais objectivos da ferulização é restabelecer um espaço ligamentar estreito. Na dentição que sofre de periodontite avançada com defeitos regulares, o ajuste oclusal através de trituração selectiva e esplintagem pode ocasionalmente ser necessário como parte da terapia inicial ou pré-cirúrgica. Este procedimento proporciona uma oportunidade para distinguir entre um defeito intra-alveolar causado pela inflamação e um alargamento do espaço ligamentar em forma de funil causado por uma força oclusal excessiva e prolongada.

2. REDISTRIBUIÇÃO DE FORÇAS:

A estabilização de dentes enfraquecidos por esplintagem aumenta a resistência à força aplicada. São proporcionados antagonismos recíprocos que aumentam a área radicular efectiva. A redistribuição de forças assegura que a força excessiva num único dente não excede a capacidade de adaptação do tecido circundante e que são evitados os movimentos de oscilação, que podem contribuir para uma maior perda óssea numa periodontite existente.

3. REDIRECCIONAMENTO DAS FORÇAS:

A esplintagem provoca um redirecionamento da força em uma direção mais axial em todos os dentes incluídos na esplintagem. Hipoteticamente, a força oclusal sobre um molar inclinado mesialmente terá um vetor mesial e um vetor apical, mas nenhum vetor ao longo do longo eixo do dente. A ferulização desses dentes evita o efeito de inclinação da força oclusal desfavoravelmente direcionada.

4. PRESERVAÇÃO DA INTEGRIDADE DO ARCO:

A férula restabelece os contactos proximais que foram interrompidos por dentes perdidos e migrados, torna o doente mais confortável e reduz a probabilidade de impactação alimentar.

5. RESTAURAÇÃO DA ESTABILIDADE FUNCIONAL:

A imobilização em conjunto com a substituição dos dentes em falta, se necessário, não só restabelece uma oclusão funcional, como também estabiliza os restantes dentes pilares móveis. Nem todos os dentes em falta precisam de ser substituídos, no entanto, é necessário pesar as desvantagens em relação às vantagens inerentes ao fabrico de qualquer prótese.

6. O BEM-ESTAR PSICOLÓGICO:

A hipermobilidade pode tornar-se tão grave que os pacientes ficam com medo de perder os dentes. A estabilização através de esplintagem e restauração não só melhora a função, como também pode restaurar a sensação de uma dentição sólida, bem como o conforto e a boa aparência. A obtenção de conforto e boa aparência como base para a esplintagem não pode ser desconsiderada; no entanto, a esplintagem não deve ser usada indevidamente como procedimento cosmético. Muitos pacientes que necessitam de estabilização a longo prazo através do uso extensivo de próteses fixas estão mais preocupados com os benefícios estéticos que podem resultar desse tratamento do que com a melhoria das qualidades funcionais. A utilização de um procedimento dispendioso e irreversível não se deve basear apenas nas exigências estéticas do paciente. Muitas vezes, os pacientes preocupados com os resultados estéticos continuam insatisfeitos, apesar dos melhores esforços para restaurar as suas dentições.

7. TERAPIA OCLUSAL:

A terapia oclusal é efectuada para corrigir o problema do trauma oclusal. A mobilidade é uma manifestação deste traumatismo. A mobilidade pode ser causada por inflamação do periodonto, perda de inserção periodontal ou forças funcionais ou parafuncionais sobre os dentes. Há muito tempo que a férula é considerada como um componente do tratamento oclusal.

Spear apresentado para os objectivos da terapia oclusal: [16]

8. Para controlar a quantidade de carga que ocorre na articulação temporomandibular.

9. Controlar a carga que o dente recebe para não sobrecarregar o periodonto.

10. Para controlar a carga colocada nas superfícies de oclusão dos dentes.

11. Produzir uma relação oclusal sem sintomas patológicos para os músculos da mastigação.

A imobilização pode ser aplicada a qualquer um desses objetivos gerais da terapia, normalmente quando há dentes móveis. Em sua revisão, Lemmerman[32] concluiu que a estabilização dentária é indicada após traumas, como parte da terapia oclusal, como prevenção de desvio dentário, como substituição de dentes perdidos e como tratamento de traumas secundários. A imobilização também pode ser indicada para estabilizar a dentição após a terapia ortodôntica.

8) *INDICAÇÕES E ABORDAGENS PARA A COLOCAÇÃO DE TALAS:*

Os benefícios da ferulização dos dentes são baseados na impressão clínica e não em estudos científicos. Apesar de não existirem estudos clínicos bem controlados, os clínicos têm utilizado tanto talas fixas como amovíveis para restaurar a estabilidade oclusal de forma eficaz.

As indicações e possíveis abordagens para a terapia com talas incluem o seguinte:

1. Controlo das forças de parafunção ou bruxismo - protetor de mordida removível em acrílico ou aparelho de Hawley com plano de mordida anterior.

2. Estabilização de dentes móveis para conforto mastigatório - talas temporárias, provisórias e definitivas.

3. Estabilização de dentes móveis durante a cirurgia, especialmente a terapia regenerativa - podem ser utilizadas talas temporárias ou provisórias que podem ser removíveis ou fixas. Uma combinação

de um fio entrançado e resina composta ou fita reforçada e tala de resina e protetor de mordida pode ser eficaz e económica.

4. Estabilização da arcada cruzada de uma dentição natural intacta ou praticamente intacta ou preservação da integridade da arcada - uma tala fixa permanente é a abordagem mais provável nesta situação.

5. Na estabilização de um dente severamente comprometido periodontalmente, quando não é possível um tratamento mais definitivo - está indicado um splint de fita reforçada e resina ou fio intra coronal e resina. Nesta situação, com pilares estáveis, a raiz do dente comprometido pode ser removida, e a tala pode funcionar como uma ponte com coroa natural como pôntico.

6. Restabelecimento da dimensão vertical da oclusão num caso de colapso da mordida posterior - tala ou prótese provisória para restabelecer a dimensão vertical correcta da oclusão, seguida de uma tala permanente.

7. Prevenção da erupção de um dente não oposto - uma tala, um protetor de mordida ou a restauração do dente oposto em falta.

8. Retenção pós-ortodôntica - está indicada uma contenção fixa ou amovível. A contenção fixa pode ser um fio lingual cimentado ou mais complexo.

9. Redistribuição de forças ao longo dos eixos longos dos dentes - isto pode ser feito através da remodelação das mesas oclusais com o aparelho.

10. Estabilização de dentes soltos para restabelecer o bem-estar psicológico e físico dos pacientes - um paciente pode ter medo de comer corretamente devido a um dente ou dentes muito soltos. A ferulização pode restaurar a estabilidade oclusal, restaurar a sensação de uma oclusão sólida e melhorar a estética.

9) *DESVANTAGENS RELACIONADAS COM AS TALAS*[17]

Após um exame cuidadoso e uma recolha exaustiva de dados, pode recomendar-se um plano de tratamento que inclua a estabilização em vários graus e de várias formas. Deve-se também discutir as desvantagens relacionadas com a imobilização, especialmente se a imobilização assumir a forma de uma reabilitação protética periodontal extensa. Algumas dessas desvantagens são as seguintes:

a) DIFICULDADE DE EXECUÇÃO DO PROCEDIMENTO RESTAURATIVO EXTENSIVO

Alguns clínicos acreditam que se alguém pode efetuar uma preparação de coroa única, então pode fabricar uma reconstrução completa. O principiante não deve acreditar nesta afirmação. As fases menos difíceis da reconstrução total da boca são a realização de preparações de coroas, moldagens e modelos de trabalho e a transferência destes modelos para um articulador. Muitos pacientes que necessitam de reconstrução também podem necessitar de muitos meses de cuidados iniciais periodontais, ortodônticos e endodônticos.

b) CUSTO

Os factores socioeconómicos podem desviar o tratamento do "ideal". A qualidade não pode ser comprometida em nenhuma parte da tala. Cada unidade da tala é como um elo de uma corrente, e a tala não é melhor do que a sua unidade mais fraca.

c) DIFICULDADES TÉCNICAS

Infelizmente, poucos técnicos são treinados adequadamente para criar uma reconstrução protética periodontal que seja verdadeiramente compatível biologicamente com o sistema estomatognático. A obtenção de uma excelente adaptação marginal, bom contorno, oclusão funcional e aceitação estética por parte do paciente é normalmente esperada em restaurações unitárias ou em pontes de segmentos pequenos, mas é difícil e raramente alcançada em splints de arcada completa.

c)   REPARAÇÃO E MANUTENÇÃO

A reparação de uma única restauração é fácil, porque, na pior das hipóteses, pode ser refeita. A reparação de uma unidade de um splint extenso, no entanto, pode ser difícil e dispendiosa; na melhor das hipóteses, o resultado é frequentemente um compromisso. As falhas mecânicas, tais como a fratura da porcelana e a separação da junta de soldadura, são mais frequentes em splints de várias unidades do que em segmentos mais pequenos.

d)   REDUÇÃO ADICIONAL DE DENTES

Todos os dentes de um segmento rigidamente esplintado necessitam de uma extração de compósito, o que exigiu uma redução adicional do dente e os danos pulpares não são incomuns.

e)   CONTROLO DE PLACAS

No entanto, um splint protético periodontal bem desenhado não precisa de comprometer a remoção da placa bacteriana. Podem complicar a utilização convencional do fio dentário, mas a utilização do fio dentário não está normalmente indicada no controlo da placa bacteriana em doentes com este tipo de talas. As escovas interdentárias e os palitos de madeira são mais adequados para estes pacientes, pois são os únicos auxiliares no controlo da placa bacteriana que podem remover eficazmente a placa bacteriana da superfície proximal das raízes, quando existem muitas concavidades.

10) CONCEITO ACTUAL, ESTATUTO E ÂMBITO DE APLICAÇÃO NA PRÁTICA CLÍNICA ACTUAL:

Para que o benefício terapêutico de uma tala seja correto e maximizado na prática clínica atual, o clínico não só deve entender a natureza do mecanismo da terapia com tala, mas também deve ser preciso no diagnóstico da origem do problema. Vários factores devem ser tidos em conta na construção da tala para determinar se a tala é temporária ou permanente, a extensão da cobertura dentária, o estado atual das harmonias oclusais no paciente e os hábitos orais do paciente. A tala pode servir como tratamento paliativo, ou aparelho de alívio de sintomas, ou serve para melhorar permanentemente o aspeto funcional da dentição do paciente. O sucesso da terapia com talas depende em grande parte da sua capacidade de fazer um diagnóstico exato da etiologia da perturbação funcional do paciente. De acordo com o novo conceito, a perda óssea na mandíbula anterior aumentou as tensões sobre o suporte ósseo remanescente, enquanto que a esplintagem subsequente reduziu as tensões. Além disso, foi demonstrado que a magnitude dos valores de tensão medidos foi influenciada pela região do dente, pela superfície da mandíbula e pelo nível de carga.[33] O uso do splint de fio mais comum sem suporte de resina composta e sistema adesivo não deve ser indicado para a esplintagem periodontal. O conceito atual revela que os splints que utilizaram resina composta e o sistema adesivo tiveram uma resposta biomecânica semelhante no osso de suporte nos diferentes níveis de carga. Os splints fraturados representam um problema clínico e precisam ser substituídos. As talas constituídas por arame e resina composta contêm uma interface de materiais com diferentes módulos de elasticidade e que não se unem. Estas interfaces podem ser mais susceptíveis ao início de falhas por fadiga, reduzindo assim a esperança de vida. As talas que contêm materiais de reforço com propriedades elásticas semelhantes e que se ligam transferem mais uniformemente as cargas oclusais, reduzindo assim as áreas de concentração de tensão. Isto é suscetível de beneficiar a força de fratura e a resistência à fadiga.[34]

REVISÃO DA LITERATURA:

Waerhaug J, em 1969, sugeriu que a mobilidade aumentava durante o stress emocional devido ao bruxismo, mas que rapidamente voltava ao normal quando o stress era removido. Até esta altura, a terapia por imobilização dos dentes baseava-se no pressuposto de que o aumento da mobilidade causava gengivite, periodontite e formação de bolsas, e os meios terapêuticos de imobilização dos dentes eram talas fixas ou amovíveis e o lema era "a unidade faz a força".[35]

O uso combinado de amálgama e resina composta para dentes mal alinhados e periodontalmente comprometidos foi sugerido em 1973.[36]

Foi sugerido um meio simples e eficaz de imobilizar dentes móveis ou dentes com um mau prognóstico, especialmente para pacientes diabéticos, usando uma tala de pino horizontal não paralela. Usando uma tala horizontal não paralela, os dentes com um prognóstico questionável podem ser mantidos por um período de tempo indefinido após a terapia periodontal. Os resultados foram muito satisfatórios tanto para os pacientes como para o dentista.[37]

Vários factores foram sugeridos para o sucesso final da tala periodontal num simpósio sobre resinas. Estes incluíam a condição clínica dos dentes, uma oclusão estabilizada, a natureza do material e a capacidade do paciente para controlar cuidadosamente a placa bacteriana à volta da tala.[23]

Foi descrita uma técnica através da qual foi fabricada uma tala provisória processada a quente, sendo os factores estéticos e a facilidade de utilização a longo prazo de importância primordial. As vantagens adicionais da utilização de uma restauração provisória bem adaptada numa prótese periodontal são mencionadas da seguinte forma:

(1) Facilitam o tratamento periodontal, permitindo total visibilidade e acesso aos locais de cirurgia quando a tala é removida.

(2) O efeito de esplintagem pode melhorar a cicatrização e a reinserção do ligamento periodontal através da estabilização dos pilares móveis.

(3) A capacidade do paciente para prestar cuidados domiciliários adequados a uma restauração protética fixa pode ser avaliada e reforçada antes de efetuar as restaurações de caso.

(4) A cooperação do paciente é assegurada durante um período prolongado de cuidados de restauração quando é fornecida uma tala provisória estética e confortável.[38]

Foi realizado um estudo com o objetivo de determinar se a esplintagem fixa dos dentes com fio intraoral e talas acrílicas apresentava vantagens em relação à mobilidade dentária, nível ósseo e nível de inserção em relação aos dentes não esplintados após cirurgia óssea. Os autores concluíram que a imobilização com fio intracoronário e talas acrílicas antes da cirurgia óssea não reduziu a mobilidade de cada dente ao longo de um período de 6 meses após a cirurgia, tendo a mobilidade dentária aumentado após a cirurgia e diminuído para valores próximos dos pré-cirúrgicos, independentemente de os dentes terem sido ou não imobilizados. Para além disso, a ferulização não parece afetar os níveis de ligação gengival ou de osso de suporte medidos 24 semanas após a cirurgia. A esplintagem para fins como conforto do paciente, substituição de dentes ausentes ou retenção pós-ortodôntica pode ser claramente indicada. No entanto, parece injustificado um período de imobilização com fio intracoronário e splints de acrílico apenas para promover uma diminuição pós-cirúrgica da mobilidade dos dentes superiores.[39]

Foram discutidos os problemas associados a uma relação coroa/raiz deficiente e as modalidades de tratamento para dentes com uma relação coroa/raiz deficiente, à luz de uma maior compreensão da inflamação periodontal e do seu controlo. Os autores defenderam o uso de splinting para dentes móveis que têm uma relação coroa/raiz deficiente.[40]

Discutiu-se o método indireto de colocação de fibra de vidro para esplintagem e concluiu-se que a colocação de fibra de vidro facial pode ser excluída na região mandibular, porque a força da colocação de fibra do lado lingual é considerada suficiente quando as forças são aplicadas labialmente/apicalmente longe da tala. Utilizou o método indireto para a colocação da fibra.[41]

Noutro artigo de revisão, foram discutidas as definições de splinting, trauma oclusal e mobilidade. A história da esplintagem como tratamento para a doença periodontal foi registada juntamente com os conceitos actuais das indicações e razões para a esplintagem. Os splints foram classificados de acordo com o tempo de serviço esperado: splints de curto prazo, splints provisórios e splints de longo prazo. Foram enumeradas as desvantagens da ferulização e foram demonstrados exemplos dos vários tipos de ferulização atualmente utilizados.[42]

Foi discutida a importância da manutenção da higiene oral em esplintagens extracoronais e intracoronais e foi sugerido que quase todas as esplintagens exigem uma medida extra de motivação e diligência do doente no controlo da placa bacteriana. A esplintagem deve ser efectuada apenas em doentes que tenham provado a sua vontade e capacidade de realizar estas medidas.[43]

Foram discutidos vários tipos de talas intracoronais e extracoronais com as técnicas de colocação. Os autores resumiram a razão biológica para a colocação de talas e as desvantagens das várias talas.

Foi realizado um estudo de caso que sugere que um dente "sem esperança", com perda severa de suporte periodontal, pode ser tratado com sucesso através de um tratamento combinado periodontal e ortodôntico, com ênfase na intrusão para a posição original. Sem o uso de ortodontia e estabilização permanente, o paciente sofreria perda prematura dos dentes.[45]

Foi efectuado um estudo para investigar se a esplintagem pode interferir com a taxa de destruição do tecido periodontal que pode ser conseguida pela colocação de ligaduras e acumulação de placa. O resultado mostrou que a esplintagem dos dentes experimentais não conseguiu prevenir ou retardar o crescimento apical da placa bacteriana e a perda de inserção associada. Concluiu-se que o aumento da mobilidade dentária, dentro dos limites da presente experiência, obviamente não estabeleceu condições que favorecessem uma maior destruição dos tecidos periodontais no modelo do cão beagle.[46] Foi efectuado um estudo em animais, para a alteração da mobilidade dos dentes que ocorreu durante a resolução de lesões de periodontite induzidas experimentalmente no cão.[47] Foi sugerido que a colocação de ligaduras de fio de algodão no pescoço dos pré-molares mandibulares iniciou um processo que resultou na formação de uma lesão inflamatória que se estendeu profundamente no tecido conjuntivo supracrestal, perda extensiva de osso alveolar e aumento acentuado da mobilidade dentária.[47]

Foi discutido o conceito de aparelhos interoclusais para bruxismo e distúrbios da articulação temporomandibular. Foi sugerido que o clínico não deve prometer uma "cura" para o bruxismo através do uso do aparelho. A tala deve proporcionar uma relação de contacto oclusal ideal, livre de interferências, que possa reduzir a tendência de um indivíduo para o bruxismo, reduzindo assim também os efeitos nocivos que actuam na articulação temporomandibular, nos músculos e nos dentes.[48]

A utilidade da ferulização de dentes severamente soltos na periodontite avançada tem sido discutida extensivamente, tanto positiva como negativamente. Foi sugerido que a retenção dos dentes do próprio paciente com o auxílio de uma ferulização simples e barata de resina composta fornece uma solução satisfatória para muitos pacientes afetados. São descritas as técnicas de fabrico e colocação de splints para as regiões anterior e posterior, bem como as indicações adicionais para esses splints, que são fabricados a partir de compósito de resina e feixes de fibra de vidro. Esta tala pode ser fornecida mesmo para dentes severamente soltos, periodontalmente doentes, sem perigo de perda dentária intra-operatória. A retenção a longo prazo destes dentes só pode ser assegurada através de um programa pós-operatório de higiene oral orientado para o risco e de um exame regular da tala.[49]

Foi descrito um splint intracoronário não rígido para dentes periodontalmente envolvidos que receberam tratamento ortodôntico.[44] Neste caso, foi considerado desejável que os dentes tivessem um grau de carga funcional para a reforma de um periodonto saudável. A técnica envolveu a preparação de um sulco nas superfícies linguais dos dentes e a adaptação de um fio ortodôntico recozido e multifilar (flexível). O fio foi fixado aos dentes com compósito, assegurando que as áreas interproximais permanecessem sem ligação.[44]

Num artigo de revisão, foi discutida a evolução da tala provisória que conduziu à atual tala interna reforçada com arame e compósito, condicionada com ácido, designada por "tala A". São também discutidas nove utilizações gerais da tala em A na prática dentária moderna e alguns problemas comuns.[21]

Os autores discutiram uma perspetiva histórica da esplintagem em medicina dentária e as opções de prótese fixa no tratamento de doentes com dentições periodontalmente comprometidas, bem como as considerações restauradoras e periodontais que afectam a utilização de próteses fixas para esplintagem e estabilização dentária antes, durante e após a terapia periodontal. A controvérsia atual sobre a incorporação de implantes no paciente que necessita de esplintagem também foi discutida e são feitas recomendações. Concluíram dizendo que os médicos dentistas devem explicar ao doente todas as potenciais ramificações da esplintagem com próteses parciais fixas, incluindo o custo, a frequência das visitas ao consultório e as potenciais alterações ou reconstruções da prótese.[20]

Uma revisão abrangente foi publicada para delinear algumas das pesquisas básicas relacionadas ao trauma oclusal e à mobilidade dentária com a saúde do periodonto. Os autores sugeriram que os dentes com mobilidade estável aparentemente não correm maior risco de perda de inserção do que os dentes sem mobilidade. O aumento da mobilidade é uma preocupação que deve ser abordada através do controlo inflamatório, do ajuste oclusal e talvez de algum tipo de estabilização ou imobilização do dente em questão. Além disso, foram observados maiores ganhos de inserção quando o ajuste oclusal foi incluído como parte da terapia cirúrgica.[19]

Os autores afirmaram que a principal razão para estabilizar e esplintar dentes é uni-los com o objetivo de substituir dentes perdidos ou como adjuvante da terapia periodontal. Embora as restaurações precisem ser projetadas para suportar os requisitos funcionais de oclusão e mastigação, considerações estéticas também devem ser levadas em conta. Quando os dentes são unidos, os conectores podem interferir na obtenção de um resultado estético. Um planeamento cuidadoso com preparação dos dentes permite desenhar a restauração de forma a obter a ilusão de individualidade e separação dos dentes e uma aparência tridimensional na região interproximal. Também se deve ter cuidado quando se constroem próteses parciais fixas para criar um pôntico que atinja um resultado esteticamente agradável. Ao planear um splint ou uma prótese parcial fixa, as superfícies linguais dos dentes restaurados devem ser concebidas de modo a terem uma espessura adequada para que o material de restauração resista às forças de oclusão e mastigação.[28]

Foi descrita a importância da estabilização dentária no tratamento da doença periodontal, utilizando uma técnica inovadora que emprega um material adesivo de reforço de resinas dentárias. A utilização de fibras em resinas compostas resulta num aumento da resistência da restauração. Combinando o adesivo químico e as características estéticas da resina composta com o aumento da resistência de uma fita de reforço de alto módulo tratada a plasma, os dentistas podem fornecer aos pacientes restaurações e splints que resistem às forças de carga da oclusão e mastigação. Estas restaurações resistentes a fracturas são mais duráveis do que a maioria dos materiais de esplintagem alternativos de resinas compostas adesivas do passado.[25]

Foi efectuado um estudo com o objetivo de verificar se as pontes em compósito reforçadas com uma rede de aço inoxidável podem substituir com sucesso os incisivos inferiores em pacientes com periodontite severa. Tanto a longevidade destas restaurações como a saúde do periodonto à volta dos dentes de suporte foram consideradas retrospetivamente através de uma entrevista telefónica, em combinação com uma análise do processo clínico dentário do paciente. A proporção cumulativa da taxa de sobrevivência destas restaurações de compósito foi de 80% após 5 anos de função e não foi encontrada qualquer diferença estatisticamente significativa entre a distribuição da sobrevivência de pontes de um e dois pônticos (P = 0,66). Concluíram que a colagem de compósito de 1 ou 2 dentes pode ser considerada uma reabilitação semi-permanente para a substituição de 1 ou 2 incisivos inferiores perdidos periodontalmente.[50]

Foi proposta uma técnica de bloqueio para minimizar os excessos e a limpeza da resina composta aquando da colocação de splints de resina composta reforçados com fibras de ligação direta. A técnica envolve a utilização de um material de impressão elastomérico colocado nos espaços gengivais entre os dentes abaixo da área de contacto. É fundamental que os dentes sejam condicionados antes de se utilizar esta técnica de bloqueio. Concluíram que, ao utilizar uma técnica de bloqueio com material de moldagem elastomérico durante a colocação de um splint adesivo direto, de resina composta e reforçado com fibra, o clínico terá de efetuar apenas um acabamento e polimento mínimos do excesso de resina composta nos espaços gengivais. Para o paciente, isto traduz-se em menos sensibilidade radicular durante a fase de acabamento do procedimento de restauração e, para o médico, em menos tempo de cadeira.[51]

Foi concebido um estudo clínico para avaliar as respostas dos pacientes ao compósito fotopolimerizável e à tala de mordida em acrílico termopolimerizável. Os pacientes foram seguidos durante um período de 3 semanas para determinar a sua capacidade de usar uma tala de mordida e se havia preferência por um material em relação ao outro. Após 3 semanas de alternância entre as talas de compósito e de acrílico, foi aplicado um questionário a cada paciente para identificar a tala preferida e para avaliar a sua perceção da sensação da tala e da sua utilidade. O autor concluiu que a tala de mordida em compósito fotopolimerizável é preferível, na perspetiva do paciente, à tala de mordida em acrílico termopolimerizável. A tala de compósito é construída rapidamente no modelo original, é fácil de colocar e é usada confortavelmente. Outras propriedades do material compósito também o tornam preferível para uso a longo prazo. Mas estudos futuros são necessários para avaliar as diferenças funcionais entre a tala de compósito e a de acrílico.[52]

As considerações sobre a oclusão em periodontia foram discutidas, tendo sido mencionadas duas situações em que a ferulização pode ser benéfica:

a)   Quando a mobilidade dentária é progressiva, com aumento da largura do ligamento periodontal e redução da altura do osso, então a imobilização é indicada como parte da terapia periodontal.

b)   Quando o conforto e a função do doente melhoram com a aplicação da tala, esta é indicada como adjuvante da terapia periodontal.

Concluíram que, se o tratamento periodontal resultar numa condição periodontal estável e confortável, não é necessária uma tala.[53]

Foi efectuado um estudo transversal para avaliar a influência da redução do suporte de tecido periodontal na força máxima de mordida em dentições naturais e para estudar os efeitos da esplintagem na força máxima de mordida. Dentro das limitações do presente estudo, os resultados indicam que o suporte reduzido do tecido periodontal não limita a força de mordida com força máxima em dentições naturais, conforme medido por um dispositivo que abre a mordida em 4 mm. Além disso, as forças máximas de mordida a 4 mm de abertura da boca aumentam quando os dentes molares são incluídos numa tala posterior, em comparação com as forças máximas de mordida quando as mesmas medições são obtidas na área dos pré-molares sem a utilização de uma tala.[54]

Foi descrita uma técnica para esplintar dentes periodontalmente comprometidos e para prevenir a recidiva de dentes tratados ortodonticamente, permitindo a ligação de numerosos pilares com um espetro potencialmente amplo de mobilidade, evitando assim as limitações associadas aos splints convencionais ligados por resina . Concluiu que o fabrico de um splint segmentado ligado por resina de metal fundido, com ligação não rígida dos dentes esplintados, elimina os muitos problemas de um splint convencional ligado por resina de várias unidades.[55]

Foi discutida a necessidade de esplintar os implantes em conjunto quando se procede à sua restauração com uma restauração provisória imediatamente após a colocação do implante. Os autores mencionaram que os objectivos da esplintagem de coroas de implantes em conjunto são distribuir favoravelmente as forças aplicadas entre os implantes, minimizar a transferência de carga horizontal para a interface osso-implante e aumentar a área de superfície óssea. Os autores concluíram que, desde que a orientação do canino esteja presente e a oclusão seja estável, as restaurações unitárias multiunidades de um único quadrante não necessitam de ser esplintadas quando provisionalizadas.[56]

Foram discutidos os conceitos actuais em esplintagem de dentes traumatizados.[57] Os autores consideraram três aspectos importantes na aplicação de uma tala dentária para estabilizar dentes traumatizados, reposicionados ou reimplantados:

a)   Evitar traumatismos adicionais durante a aplicação da tala.

b)   Evitar a invasão bacteriana no ligamento periodontal em cicatrização, colocando corretamente a tala e permitindo a higiene oral.

c)   Evitar a imobilização completa dos dentes com splint.

Concluíram que as técnicas de condicionamento ácido parecem preencher os requisitos actuais das talas de traumatismo dentário, podendo ser recomendadas para a estabilização de [57] dentes traumatizados.

Os autores mencionaram que o desafio na criação de um resultado estético com splints de compósitos reforçados com fibra é que há um espaço limitado na região do conetor para criar o efeito tridimensional necessário para dar aos dentes a aparência de individualidade. É essencial um planeamento cuidadoso no diagnóstico e tratamento do splint de fibra para permitir uma preparação adequada dos dentes, de modo a dar a ilusão de dentes não plintados. Quando os dentes em falta são substituídos por uma prótese parcial fixa direta reforçada com fibra, o pôntico deve ser criado para obter um resultado esteticamente agradável.[58]

Foi efectuado um estudo de elementos finitos para investigar a relação entre o número de dentes esplintados e o efeito da esplintagem no movimento dos caninos como pilares para próteses parciais removíveis de extensão distal do maxilar.[59] Foram preparados pilares com altura óssea normal e com altura óssea reduzida em 3 mm. O número de dentes esplintados foi de duas, três e seis unidades. Uma carga de 50N ou 200N foi aplicada nas direções vertical, vestibular-oblíqua e lingual-oblíqua no nó correspondente ao centro bucolingual da crista marginal mesial do primeiro molar esquerdo. Diferentes propriedades materiais da mucosa e do ligamento periodontal foram utilizadas, dependendo da quantidade de carga. Os resultados mostraram que o deslocamento horizontal do canino no modelo de "splint de duas unidades" foi de aproximadamente um terço a metade do que no modelo de pilar único. Concluíram que, nos casos de suporte periodontal reduzido ou de força oclusal grande e/ou direcionada lateralmente, os pilares devem ser splintados. Nos casos de coincidência dessas condições desfavoráveis, foi recomendada a esplintagem de seis dentes anteriores.[59]

Foi utilizada uma folha de plástico formada a vácuo para ajudar na transferência e colagem de talas metálicas do gesso para a posição desejada intra-oralmente. Esta técnica foi utilizada para procedimentos de talas directas e indirectas. A técnica envolve a preparação de um modelo termoplástico a partir de um molde utilizando um dispositivo de vácuo ou pressão. Esta férula é utilizada para a transferência intra-oral de aparelhos de imobilização metálicos. A férula termoplástica mantém os dentes móveis na sua posição passiva e evita que sejam esplintados numa posição não fisiológica que possa resultar em interferências oclusais.[60]

Foi utilizada uma nova abordagem conservadora de esplintagem nos dentes anteriores da mandíbula. Nesta abordagem, a esplintagem feita à medida foi colada com resina composta com a conhecida técnica de condicionamento ácido. O excesso de material foi removido e a oclusão verificada. Os autores consideraram esta abordagem de splint metálico fixo ligado a resina como uma modalidade de tratamento económica e conservadora para estabilizar dentes anteriores mandibulares ligeiramente móveis e periodontalmente comprometidos.[61]

Foi efectuado um estudo de elementos finitos não lineares para investigar as interacções biomecânicas em próteses parciais fixas suportadas por implantes dentários com variações no suporte periodontal, sistema de implantes, número de dentes esplintados e tipo de carga. Um sistema esplintado com um implante de duas peças aumentou a tensão no osso e diminuiu a tensão na prótese em comparação com o implante de uma peça. Concluíram que um implante com uma estrutura de uma só peça pode ser melhor do que um implante com uma estrutura de duas peças na diminuição do stress ósseo quando se planeia ligar um dente natural a um implante. Os factores de suporte periodontal e número de dentes esplintados influenciaram apenas ligeiramente a tensão nas FPDs suportadas por implantes dentários.[62]

Estudo in vitro, para analisar o efeito da perda óssea e das talas periodontais nas deformações de uma estrutura anterior da mandíbula. Foram confeccionados 10 modelos de mandíbula anterior e os modelos foram testados sequencialmente em 7 condições: sem alterações ósseas e sem splint; perda óssea de 5mm entre os dentes caninos; perda óssea associada a splint de resina entre os dentes caninos; perda óssea com splint de arame; perda óssea com splint de arame/resina; perda óssea com splint extracoronário de fibra de vidro/resina; e perda óssea com splint intracoronário de fibra de vidro/resina.Os resultados obtidos indicaram que as tensões na superfície da mucosa foram maiores do que na superfície das línguas; a perda óssea resultou num aumento das tensões nas cargas de 100 e 150N; a esplintagem dentária com resina resultou em valores de tensão semelhantes aos níveis de controlo.Concluíram após o estudo que a perda óssea aumentou a tensão principalmente na região vestibular e que as talas dentárias com sistema adesivo e resina composta produziram tensões ósseas mais baixas, independentemente da carga oclusal.[33]

DISCUSSÃO:

A reabilitação da capacidade mastigatória em pacientes com suporte ósseo reduzido é um desafio complexo em medicina dentária. A extração de dentes e a sua substituição por dentaduras completas ou próteses implanto-suportadas pode nem sempre ser a melhor opção de tratamento para a destruição periodontal severamente avançada. A imobilização e o tratamento periodontal podem ser um método mais adequado para recuperar a boa função em casos de suporte de tecido periodontal reduzido. A estabilização dentária com talas deve restaurar as condições biomecânicas originais que permitem a reabilitação.[33] Os requisitos para as talas consistem na estabilidade da cor, na estética, na proteção da polpa e das forças oclusais, na facilidade de fabrico e manutenção, na segurança e na capacidade de remoção e inserção.

Simring[63] , em 1952, descreveu a teoria e a prática da esplintagem em detalhes. Ele enfatizou a importância da direção das forças e do movimento dos dentes sob cargas oclusais, racionalizando, assim, a necessidade da esplintagem como procedimento de segurança a ser empregado quando um dente precisa suportar forças além dos seus limites fisiológicos individuais. Como as forças oclusais são multidirecionais, ele observou que um splint ideal teria que ser aplicado não apenas mesiodistalmente, mas também vestibularmente. Neste caso, a esplintagem foi realizada ao redor da arcada. Ele também descreveu a distância edêntula e o efeito da esplintagem. Simring enfatizou que a tala é indicada quando os efeitos traumáticos da oclusão são intensos e a ação fisiológica estimulante das forças oclusais precisa ser melhorada.

Em 1976, Lemmerman[32] reviu os fundamentos da tala e descreveu a utilização da tala como um dispositivo para reduzir a mobilidade ou estabilizar uma mobilidade existente. Ele descreveu o conceito de mobilidade reversível, um tipo de mobilidade no periodonto normal e que será capaz de reverter ao normal após a terapia. Comparou este tipo de mobilidade com a mobilidade irreversível, que era o tipo observado num periodonto reduzido e que só pode ser reduzida, mas nunca completamente erradicada. Sugere que as possíveis razões para a aplicação de talas são: a) Prevenir a mobilidade ou a deriva

b) A utilização em traumas pós-agudos para melhorar a estabilização

c) Prevenção de desvios na dentição normal durante a terapia oclusal

d) Para proporcionar conforto funcional, evitando a mobilidade na dentição doente.

No caso de trauma oclusal secundário, o periodonto é reduzido e os dentes perdem muito apoio. Assim, a necessidade de uma tala é mais óbvia para conseguir a estabilização. A imobilização durante ou após o tratamento periodontal tem frequentemente como objetivo a redução da mobilidade para melhorar o conforto e a função. Além disso, nos casos que requerem cirurgia periodontal, a tala é utilizada para eliminar os movimentos na área de cicatrização, uma vez que o micromovimento do local da cirurgia pode inibir a reparação na área de cicatrização.

Ao longo dos anos, têm sido utilizadas muitas técnicas de restauração diferentes para a esplintagem de dentes. Antes da introdução da medicina dentária restauradora adesiva, a melhor opção para a esplintagem de dentes era a utilização de restaurações de gesso de cobertura total. Cada dente a ser esplintado tinha uma coroa colocada e todas as coroas eram unidas.[20,64] . A vantagem desta técnica era o facto de os dentes poderem ser estabilizados com uma restauração provisória de resina acrílica durante o tratamento periodontal. Após a conclusão da terapia ativa, a restauração definitiva em gesso foi fabricada e concluída. Durante o período de tempo relativamente curto do tratamento de alguns dentes, o prognóstico era difícil de definir e poderia levar à substituição prematura da prótese fixa parcial de porcelana-metal à medida que os dentes fossem sendo perdidos.

A tala TTS é uma nova técnica de ferulização que oferece maior conforto e manuseamento tanto para o paciente como para o dentista, utilizando uma tala de trauma especificamente concebida em titânio. A tala é totalmente adaptável à mão e preserva a mobilidade fisiológica do dente, mas ainda permite a fixação adequada do dente durante todo o período de imobilização. A colocação e remoção da tala é simples, devido à pequena quantidade de compósito necessária para a fixação (condicionamento e colagem), e é particularmente eficaz e fácil de usar.[65]

Num estudo experimental com 10 voluntários, foram avaliados quatro métodos diferentes de ferulização, comparando uma nova ferulização de traumatismo dentário com uma ferulização composta de arame, uma ferulização de braquete e uma ferulização de resina. Todas as talas testadas pareceram manter a mobilidade vertical e horizontal fisiológica dos dentes. No entanto, esta última foi criticamente reduzida nas talas de resina. As talas de bracket levaram a uma irritação significativamente maior dos lábios e da gengiva, e a um maior comprometimento da fala em comparação com as outras talas testadas.[66]

As talas dentárias corretamente colocadas e contornadas permitem um autocuidado eficaz do paciente e contribuem para um prognóstico positivo. O sucesso contínuo não pode ocorrer sem uma auto-cura escrupulosa do paciente. Com a combinação de competências clínicas proficientes, seleção adequada de materiais dentários, boa comunicação e educação para a saúde abrangente, tanto os profissionais como os doentes podem beneficiar de talas dentárias estéticas, funcionais e saudáveis. Os esforços combinados e concertados dos pacientes e dos profissionais na manutenção pós-estabilização promovem a saúde a longo prazo da tala dentária e dos tecidos moles e duros que a rodeiam e suportam.

CONCLUSÃO:

Existe uma confusão considerável relativamente à necessidade de próteses periodontais. Muitas indicações populares para reabilitação não dependem de lesões existentes, mas baseiam-se em premissas teóricas de relações oclusais conceptualizadas. Este facto encoraja por vezes um grau de reconstrução quando a reconstrução não está realmente indicada. A imobilização não deve ser efectuada a menos que seja indicada por manifestações clínicas ou radiográficas, como mobilidade, migração ou perda de osso. Por outro lado, pode haver uma tendência para fazer um undersplint quando está presente uma condição patológica real. Para além disso, existem valores emocionais positivos relacionados com o aperto e a retenção de dentes soltos.

A capacidade dos dentes comprometidos para suportar pontes fixas é boa desde que a área total de fixação seja igual ou superior à área oclusal dos pônticos que suportam. Após a reconstrução, os dentes pilares têm uma maior tendência para se tornarem não vitais do que os dentes não pilares. Por isso, as medidas de prevenção da cárie e da doença periodontal devem ser acompanhadas de controlos da vitalidade pulpar. Quase todos os splints exigem uma medida extra de motivação e diligência por parte do paciente no controlo da placa bacteriana. A ferulização só deve ser efectuada em pacientes que tenham provado a sua vontade e capacidade de realizar estas medidas.

A tala em qualquer forma, temporária, provisória ou permanente, fornece ao clínico informações valiosas durante o curso do tratamento. Ao mesmo tempo, a tala aumenta o conforto e a função do paciente. Por isso, a ferulização deve ser considerada como parte de um plano de tratamento global em pacientes com mobilidade dentária moderada a grave.

BIBLIOGRAFIA:

1)   Dorland's illustrated Medical Dictionary; Elsevier; 32nd edition

2)   Hanratty J.J;Estabilização intracoronal e extracoronal; Terapia Periodontal; Cap. 10, Quintessence 1998

3)   Hussein G, Charkawi E.L e Tark M; Efeito da esplintagem na distribuição de carga da fixação extracoronal com prótese de extensão distal in vitro.- *J. Prosthet. Dent; 1996; 76: 315-320*

4)   Becker M.C e Kaiser A.D; A evolução das talas fixas temporárias. O A - Splint; Int. J. Periodontal Rest. Dent; 1998; 18:277-278

5)   Fredrick D.R; A tala provisória processada em prótese periodontal; J. Prosthet. Dent; 1975; 33(5): 553-557

6)   Jin L.J e Cao C.F; Diagnóstico clínico do traumatismo de oclusão e sua relação com a gravidade da periodontite; J. Clin. Periodontol; 1992; 19: 92-97

7)   Hussein G, Charkawi E.L e Tark M; Efeito da tala na distribuição de carga da fixação extracoronal com prótese de extensão distal in vitro; J. Prosthet. Dent. 1996; 76: 315-320

8)   Van Blarcom CW; The Glossary of Prosthodontic terms; J. Prosthet. Dent; 1994; 71: 411-412

9)   Hallmon W. W; Trauma oclusal: Effect and impact on the periodontium; Annals of Periodontology; 1999 4(1), 102-108

10)   Newman, Takei, Klokkevold e Carranza; Periodontologia clínica; O contexto histórico da periodontologia; 10th edition

11)   Clawson MD- Um aparelho dentário fenício do século 5th a.C. Trans Am Dent Soc Europe; 1933; 142-160

12)   Weinberger B.W; An introduction to the History of Dentistry; St Louis; Mosby; 1948

13)   Carranza F, Shklar G; A história da periodontologia; Quintessence; Chicago; 2003

14)   Shklar G e Chernin D; A Sourcebook of Dental Medicine; 2002; 1st edition

15)   Viau G.; A vida de Pierre Fauchard; Dent Cosmos; 1923; 65; 797-808

16)   Serio G.F;Raciocínio clínico para estabilização dentária e splinting;Dent. Clin. North. Am; 1999; 43: 1-6

17)   Schluger S, Yuodelis R e Page C.R; Estabilização de dentes por splinting; Doenças Periodontais; 2nd edition

18)   Lindhe J; Textbook of Clinical periodontology and ImplantDentistry; Terapia oclusal; 4th edition

19)   Serio G.F e Hawley E.C; Periodontal trauma and mobility; Dent. Clin. North. Am;1999; 43: 37-44

20)   Siegel C.S, Driscoll F.C e Feldman S; Estabilização dentária e splinting antes e depois da terapia periodontal com próteses parciais fixas; Dent. Clin. North. Am; 1999; 4553

21)   Becker M.C e Kaiser A.D; A evolução das talas fixas temporárias. O A - Splint; Int. J. Periodontal Rest. Dent; 1998 18:277-278

22)   Syme E.S and Fried L.J ; Maintaing oral health of splinted Teeth ; Dent. Clin. North. Am;1999; 43: 179-194

23)   Ciancio G.S e Nisengard J.R; Resinas em splinting periodontal; Dent. Clin. North. Am; 1975; 19: 235-243

24)   Coslet S. G e Cohen D. W; The Incisal Edge Splint and other Methods of temporary stabilization of periodontally Involved Teeth; Continuing Dental Education Quintessence books; 1980

25)   Strassler E.H, Haeri A, Gultz J; Nova geração de materiais de reforço colados para a estabilização e esplintagem de dentes periodontais anteriores; Dent. Clin. North. Am;1999; 43: 105-125

26)   Ramos V, Runyan A.D e Christensen C.L; O efeito da fibra de polietileno tratada com plasma na resistência à fratura do polimetacrilato de metilo; J. Prosthet. Dent;1996; 76; 94-96

27)   Rudo D. N e Karbhari V. M; Physical behavior of fiber reinforcement as applied totooth stabilization; Dent. Clin. North. Am; 1999; 43: 7-35

28)   Strassler E.H e Garber A.D;Considerações estéticas anteriores quando se fazem splints dentários;Dent. Clin. North. Am; 1999; 43; 167-178

29)   Lombardi E.R; Factores que medeiam a excelência na estética dentária; J. Prosthet. Dent; 1977; 38(3) ;243: 248

30)   Giargia M e Lindhe J; Mobilidade dentária e doença periodontal.J. Clin. Periodontol; 1997; 24: 785-795

31)   Svanberg et al; Periodontol 2000; Considerações oclusais em periodontologia; 1995 (9); 106-117

32)   Lemmerman K ; Fundamentação da estabilização; J. Periodontol; 1976; 47; 405-411

33) Soares F.B.P, Neto F.L Magalha D, Versluis A , Soares J.C; Effect of bone loss simulation and periodontal splinting on bone strain Periodontal splints and bone strain; Archives of Oral Biology (2011),doi:10.1016/j.archoralbio.2011.04.002

34) Sewon LA, Ampula L, Vallittu P.K; Reabilitação de um paciente periodontal com perda óssea alveolar marginal de progressão rápida: 1-yearfollow-up; J ClinPeriodontol 2000; 27(8): 615-619

35) Waerhaug J; Justification for splinting in periodontal therapy; J. Prosthet. Dent; 1969; 22(2); 201-208

36) Liatukas L.E; Um splint de amálgama e compósito para dentes posteriores; J. Prosthet. Dent; 1973; 30(2): 173-175

37) Tautin S.F ; Tala de pinos não paralelos para dentes móveis; J. Prosthet. Dent; 1973; 29: 67-71

38) Fredrick R.D; A tala provisória processada em prótese periodontal; J. Prosthet. Dent 1973; 33(5) : 553-557

39) Gallers C, Selipsky H, Phillips C e Ammonsjr F.W; O efeito da tala na mobilidade dentária (2) após cirurgia óssea; Journal of Clinical Periodontology: 1979: 6: 317333

40) Penny E.R e Kraal H.J; Rácio coroa/raiz: Its significance in restorative dentistry; J. Prosthet. Dent; 1979; 42(1); 34-38

41) Friskopp J; Talas intermédias de fibra de vidro; J. Prosthet. Dent; 1984; 51(3) : 334-337

42) Ferenez J; Splinting; Dent. Clin. North. Am; 1987; 3: 383-393

43) Grant, Daniel A; Periodontics in the tradition of Gottlieb and Orban; St: Mosby;1988; 6th edition

44) Saravanamuttu ; AAP Review on splinting; Splinting; 1996; 11; 212-214

45) Steffensen S. and Storey A. T; Forças intrusivas ortodônticas no tratamento de incisivos periodontalmente comprometidos: Um relato de caso; Int. J. Periodont. Rest. Dent; 1993; 13: 433-441

46) Ericsson I,Giargia M e Lindhe J; Progressão da destruição dos tecidos periodontais em dentes com e sem esplintagem; J. Clin. Periodontol 1993; 20: 693- 698

47) Giargia M,Ericsson I e Lindhe J; Mobilidade dentária e resolução da periodontite experimental; J. Clin. Periodontol; 1994 21: 451-464

48) Nelson J.S; Principles of stabilization: bite splint therapy; Dent. Clin. North. Am;1995; 39(2) ; 403-421

49)   Heinz B; Fabrico e significado estratégico de uma tala de resina composta especial na periodontite avançada; Quintessence Int. 1996; 27: 41-51

50)   Quirynen M. et al; A Long-Term Evaluation of Composite-Bonded Natural/Resin Teeth as Replacement of Lower Incisors With Terminal Periodontitis; J Periodontol; 1999; 70: 205-212

51)   Hughes T. E e Strassler H. E; Minimizar o excesso de resina composta no fabrico de talas reforçadas com fibras; JADA; julho de 2000; 131;977-979

52)   Leib M. A; Patient preference for light Light-cure composite bite splint compared to Heat - cure composite bite splint; J Periodontol; 2001; 72; 1108-1112

53)   Davies S.J, Gray M.J.R, Linden G.J e James J.A; considerações oclusais em periodontia; British dental journal; 2001; 191(11); 597-603

54)   Kleinfelder W.J e Ludwig K; Força de mordida máxima em pacientes com suporte de tecido periodontal reduzido com e sem Splinting; J. Periodontol 2002; 73; 1184-1187

55)   Madjar D, and Grossmann Y; The design and fabrication of a segmented cast-metal resin-bonded splint; J Prosthet Dent 2003;90:304-307

56)   Grossmann Y, Finger M. I e Block M.S; Indicações para a aplicação de Splint em restaurações de implantes; J Oral MaxillofacSurg; 2005; 63; 1642-1652

57)   Arx T. V; Splinting de dentes traumatizados com foco em técnicas adesivas; CDA Journal; 2005; 33(5); 409 415

58)   Strassler E.H , Serio L. C; Considerações estéticas quando se faz a esplintagem com compósitos reforçados com fibras; Dent Clin N Am; 2007; 51; 507-524

59)   Sasaki H, Takayama Y, Saito M, Mizuno K Goto M e Yokoyama A; Effects of Splinting on Displacement of Maxillary Canines as Abutments of Removable Partial Dentures: a Finite Element analysis; Prosthodont Res Pract; 2007; 6; 159-165

60)   Mountouris G , Anagnostou M.D , and Papazoglou E ; Use of a vacuum-formed plastic sheet toaid in transferring and bonding metal splints; J Prosthet Dent 2007;98:235-238

61)   Bhardwaj A, Singh K, and Sharma D; Splinting with a New Conservative Approach in Mandibular Anterior Teeth - A Case Report; JIDA,2010; 4 (11); 422-423

62)   Lin L.C, Wang C. J , Chang H.S e Chen T.S; Avaliação da tensão induzida pelo tipo de implante, número de dentes esplintados e variações no suporte periodontal em próteses parciais fixas suportadas por implantes dentários: Uma análise não linear de elementos finitos; J Periodontol 2010; 81; 121-130

63) Simring; Splinting-theory and practice; J. Am Dent. A; 1952

64) Amsterdam M.; Periodontal prosthesis-Twenty-five years in retrospect; Alpha Omegan; 1974; 67: 9-23

65) Ingimarsson S, von Arx T; A new splinting technique in dental traumatology (em alemão); SchweizMonatsschrZahnmed; 2002; 112 : 1263-1270

66) von Arx T, Filippi A e Lussi A; Comparação de um novo dispositivo de tala para traumatismos dentários (TTS) com três técnicas de tala habitualmente utilizadas; Dent Traumatol 2001; 17: 266-274

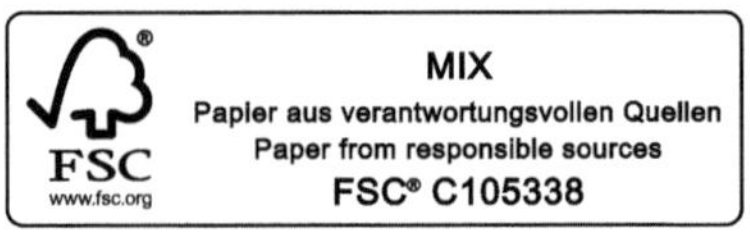